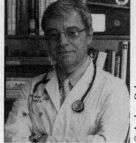

NEIL SCHACHTER, M.D.,
es profesor de medicina pulmonar en
Mount Sinai School of Medicine y
director médico del Departamento
de Cuidados Respiratorios. Ha sido
presidente de la Asociación Americana
del Pulmón de Nueva York y ha
publicado 400 artículos y estudios.
Vive con su esposa en la ciudad
de Nueva York.

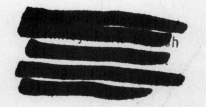

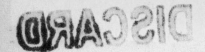

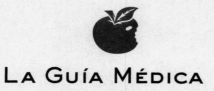

La Guía Médica

para Resfriados y Gripe

La Guía Médica

para Resfriados y Gripe

Cómo prevenir y tratar los resfriados, la gripe, la sinusitis, la bronquitis, el estreptococo y la neumonía a cualquier edad

Neil Schachter, M.D.

Traducido del inglés por Santiago Ochoa

rayo *Una rama de HarperCollinsPublishers*

Diseño del libro por Nicola Ferguson

Este libro fue publicado originalmente en inglés en el año 2005 en los Estados
Unidos por Collins, una rama de HarperCollins Publishers.

PRIMERA EDICIÓN RAYO, 2007

Library of Congress ha catalogado la edición en inglés.

ISBN: 978-0-06-118955-5
ISBN-10: 0-06-118955-3

07 08 09 10 11 DIX/RRD 10 9 8 7 6 5 4 3 2 1

DESCARGO DE RESPONSABILIDAD MÉDICA

Este libro contiene consejos e información relacionados con el cuidado de la salud y no pretende reemplazar el consejo médico. La información contenida en este libro debería ser usada para complementar más que reemplazar la atención regular de su médico. Se recomienda consultar siempre a su médico antes de comenzar cualquier programa o tratamiento.

Se han hecho todos los esfuerzos para asegurar la precisión de la información y los datos contenidos en este libro en la fecha de su publicación. Los autores y los editores no aceptan responsabilidad por efectos adversos que surjan por el uso o la aplicación de la información contenida en este libro.

DESCARGO DE RESPONSABILIDAD SOBRE LA VIOLACIÓN DE LA PRIVACIDAD

Los nombres y características de identificación de los individuos presentados a lo largo de este libro han sido alterados para proteger su privacidad.

Para Deborah,

Has hecho muchas cosas por nosotros. Eres la unión, la fuerza y la energía que nos ha mantenido juntos, y la visión que nos ha animado a seguir adelante.

AGRADECIMIENTOS

Quisiera manifestar mi agradecimiento por su apoyo y amistad a mis colegas en Mount Sinai: a los doctores Mike Iannuzzi, Meyer Kattan, Alvin Tierstein, Gwen Skloot, David Nierman, Maria Padilla, Phillip Landrigan, Eugenia Zuskin, Judith Nelson, Tom Kalb, Scott Lorin, Cynthia Caracta, Sharon Camhi, Michelle Gong, David Kaufman, Juan Wisnivesky, Lori Shah y Stasia Wieber. Quiero agradecer especialmente a Kay Derman del Departamento de Voluntarios de Mount Sinai, quien me ofreció la oportunidad de trabajar en mi laboratorio con jóvenes estudiantes y futuros médicos.

Al personal y miembros de la junta de la Asociación Americana del Pulmón de la ciudad de Nueva York—Louise Vetter; a Robert Mellins, M.D., mi amigo y tutor; Peter Smith, M.D.; Bernadette Murphy; Rob Roth; Neil Schluger, M.D.; David Rappaport, M.D.; Joan Reibman, M.D.; Lester Blair, M.D., y Rami Bachiman.

Al increíble personal de Mount Sinai: a mi amigo y mano derecha, Teo Hoke; a Judith Schneiderman, Angelo Chiarelli, Katherine Barboza, Lourdes Mateo, Michelle Solomon, Rachel Posner, y Shirly Palleja. Gracias a Ian Ochshorn, a Joe Widowski y a los miembros del personal del Departamento de Cuidados

Respiratorios, quienes trabajaron de manera infatigable para ofrecerles cuidados y servicios esenciales a nuestros pacientes más enfermos.

A mis colegas de la Universidad de Yale: los doctores Herbert Reynolds; Arend Bouhuys (quien fuera jefe de Medicina Neumológica), Arthur Dubois, de la Fundación Pierce de Yale; Michael Littner; Theodore Witek, quien trabaja actualmente con Boehringer Ingelheim; Michael Niederman, actual jefe de Medicina Neumológica del Hospital de la Universidad de Winthrop; Richard Matthay, vicepresidente de Medicina en la Escuela de Medicina de la Universidad de Yale; y a Samuel O. Thier, antiguo jefe de Medicina en Yale.

A mis colegas al frente de la lucha contra el COPD: John Walsh, CEO de la Fundación COPD; a Sam Giordiano, CEO de AARC; Claude Lenfant, antiguo jefe de NHLBI; a Shri Nair, M.D., de Yale Norwalk; Bart Celli, M.D., de la Universidad de Tufts; Barbara Rogers de NECA; Linda Marshall de la Fundación Americana de la Herencia; Barry Make, M.D. del National Jewish Hospital de Denver; Robert Sandhaus, M.D. de la Fundación Alfa-1; y a William Kutscher del Efisema/COPD *Journal of Patient Centered Care*.

A mis compañeros, soldados en la lucha con la industria tabacalera y la salud ambiental: Joe Cherner, fundador de Los Servicios Educativos Libres de Humo; a Hubert Humphrey III, antiguo gobernador de Minnesota; Ira Burnim de la Oficina Legal Sureña para los Pobres; y a Eric Frumin de ACTWU.

A mi artista Eric Faltreco por las hermosas ilustraciones y el diseño de la página Web; a Denise Mann por su oportuna ayuda editorial; a mi agente Marly Rusoff por su apoyo incondicional.

A mis compañeros neumólogos: Peter Barnes del Instituto Nacional del Corazón y del Pulmón en Londres; Nicholas Gross, M.D., de la Escuela Stritch de Medicina de la Universidad de Loyola; Dean Hess, RRT del Hospital General de Massachussets; y a Neil Mac-Intyre, M.D. de la Universidad de Duke.

A mis profesores y colegas del Centro Médico de la NYU:

al difunto John McClement, M.D.; Saul Farber, M.D., Martin Kahn, M.D., Arthur Localio, M.D., y Joseph Ransohoff, M.D.

A Alfred La Spina de Kaz/Honeywell, quien me ofreció un apoyo invaluable en programas educativos para una mejor salud pulmonar; a Rachel Littner, cuya experiencia en PR produjo un verdadero revuelo.

Al personal de HarperCollins: a mi sabio y muy paciente editor Toni Sciarra, quien hizo que fuera todo un placer escribir este libro; Shelby Meizlik del Departamento de Publicidad, cuyas acertadas sugerencias le dieron a este libro el toque personal necesario.

CONTENIDO

La Gripe Aviar en Estados Unidos

Sonaba como la trama de una telenovela: En una región remota en China, un grupo de campesinos contraen una severa y fatal infección respiratoria. La causa de la enfermedad se encuentra en un virus que normalmente afecta a las aves. Los oficiales están aliviados al ver que solo afecta a campesinos quienes fueron expuestos a aves enfermas, y que no se contagia de persona a persona. Se sienten cómodos de que han contenido el brote al destruir bandadas de aves infectadas. Pero la misma enfermedad aparece en otras regiones de China y luego salta a Indonesia. Los oficiales de salud pública notan que aves emigrantes están propagando el virus a través del sudeste de Asia—y pronto la infección llegaría al resto del mundo.

En los últimos años, ha sido difícil levantar un diario o prender la televisión sin encontrar noticias sobre la gripe aviar. Desde que apareció por primera vez en Hong Kong en 1997, la gripe aviar ha infectado a aves en cuarenta y ocho países en Asia, África y Europa. Ha causado enfermedades devastadoras en personas en siete países del sudeste de Asia y en Egipto y Turquía. Se reporta que 227 niños y adultos han sido contagiados en el mundo, de los cuales 129 han muerto—un índice de mortalidad de más de un 50 por ciento.

Sumado a esta preocupación está el descubrimiento de que la famosa epidemia de gripe de 1918 fue causada por un tipo de gripe aviar. Los oficiales de salud pública mundial han puesto en marcha un aumento de vigilancia viral, y han establecido medidas dentro de la salud pública para contener un brote si ocurriera. Cuando la administración de Bush emitió una orden ejecutiva que permitía que oficiales declararan un período de cuarentena si fuera necesario, esto fue un aviso solemne de cuan seriamente los expertos tomaban esta amenaza.

¿Realmente estamos al ras de una epidemia de gripe aviar? Muchas de las señales críticas son visibles. Un virus animal transformándose rápidamente en un virus letal para los humanos. Las pandemias vienen en ciclos, y nosotros estamos ya atrasados con este tipo de brote a nivel mundial. Por otro lado, ha habido solo 227 casos humanos. ¿Será que esta ansiedad es el resultado de una imaginación hiperactiva en un día de pocas noticias? La verdad se encuentra en un punto medio entre toda esta información.

GRIPE AVIAR: CURSO BÁSICO

La gripe aviar es un tipo de gripe que recientemente solo afectaba a aves. Cuando un virus animal se hace compatible con el ser humano, el virus pasa por varios cambios genéticos, todos malos. Tiende a producir enfermedades sumamente severas que atacan a un gran número de órganos del cuerpo. Dado el patrón del cambio genético del virus, los doctores están preocupados que el estado actual de la transmisión de la gripe aviar de ave a ser humano cambiará a una transmisión de humano a humano.

Muchos de los casos de gripe aviar se encuentran en personas que han tenido contacto directo con aves infectadas. Se cree que la gripe aviar se contagia mediante la orina, la saliva y los excrementos de aves enfermas. Los granjeros y aquellos que trabajan en plantas de explotación avícola son, por el momento, los que más riesgo tienen de contraer esta enfermedad. Ha habido menos de una docena de casos en donde el virus se contagia de persona a persona. En la primavera de 2006, una familia de siete murió de gripe aviar. Los doctores estaban especialmente preocupados porque era la primera vez que la infección había sido transmitida dentro de una familia.

En realidad, uno de los aspectos más misteriosos de la gripe aviar es el bajo nivel de contagio entre las personas. Los investigadores en University of Washington sugieren que la dificultad de transmisión de humano a humano esta ligada con el hecho de que al virus le gusta crecer en células que se encuentran en la parte inferior del pulmón. Aunque el crecimiento viral en la vía respiratoria inferior es una de las razones por las cuales la gripe aviar es una enfermedad tan peligrosa y severa, esta infección profundamente arraigada quiere decir que es menos probable que el virus se disperse con estornudos o besos; por consiguiente, la difusión de partículas virales se reduce.

Mientras que esta noticia es algo alentador, los científicos saben que la gripe viral esta cambiando implacablemente. Hay gran preocupación de que, con unos pocos cambios en el código genético, el virus de la gripe aviar podría empezar a prosperar en las vías respiratorias superiores. Con este tipo de desarrollo, una infección se podría propagar vía un estornudo o una tos. Hasta un pañuelo usado podría ser la fuente de millones de partículas virales infecciosas.

LOS SÍNTOMAS DE LA GRIPE AVIAR

Estoy esperando la primera llamada de un paciente que tema tener gripe aviar. Aunque la variedad común de gripe te hace sentir mal, los síntomas de la gripe aviar son dramáticos y abrumantes. Empieza con una fiebre alta, diarrea severa y tos. Dentro de unos días, la víctima de gripe aviar desarrolla una falta de aliento y esputo sangriento. En rayos X, los pulmones muestran todas las señales de una pulmonía viral. Sigue con un caso grave de síndrome de insuficiencia respiratoria y los riñones y el corazón empiezan a fallar. La gripe aviar afecta a gente de todas las edades pero es particularmente severa en los niños.

BUENAS NOTICIAS SOBRE LA GRIPE AVIAR

Con respecto a la preocupación de una epidemia eminente es tranquilizante ver la movilización global que se produjo en cuanto a recursos de salud pública. En este momento, nuestra mejor defensa es una ofensiva poderosa con un aumento de vigilancia y una respuesta rápida y extensa a los signos de gripe tanto en aves como en humanos. La gripe aviar no es una enfermedad silenciosa en bandadas de aves. Informes de aves enfermas y muertas activan grupos de investigación que buscan la presencia del virus. Para prevenir que un brote se disperse, bandadas enteras de aves en la región son destruidas y aves saludables son vacunadas contra la enfermedad.

Por ahora, este enfoque de vigilancia y contención viene funcionando. En Tailandia y Vietnam no ha habido ni un caso de muerte humana a causa de la gripe aviar en este año. En África, donde la falta de recursos de salud pública e infraestructura se sentía como un punto débil, tampoco ha habido una explosión de la enfermedad entre las bandadas domésticas que son tan esenciales para la economía africana.

PREVENIR Y CURAR LA GRIPE AVIAR

Algo muy alentador ha sido el progreso en el desarrollo de una vacuna. Hay más de treinta tipos diferentes de vacunas desarro llándose en este momento. La primera vacuna ha sido probada en más de 1,000 personas. Mientras que parece ser segura, no es particularmente efectiva. La dosis normal anual de la vacuna contra la gripe es de 7.5 unidades, y es hasta un 90 por ciento efectiva en adultos de menos de sesenta y cinco años. Desafortunadamente, hasta 150 unidades del prototipo de vacuna contra la gripe aviar es solo efectiva en un 40 por ciento. Dado que apenas logramos producir una cantidad anual adecuada de la vacuna contra la gripe común, esta nueva vacuna no se podrá producir en cantidades suficientes como para proteger un gran número de la población.

La amenaza de una epidemia mortal se ha enfocado en el desarrollo y producción de una vacuna adecuada. Una de las novedades más interesantes es la suma de compuestos a la vacuna que mejoran su rendimiento. Los llamado "adyuvantes" pueden incrementar la eficacia de una vacuna para que una dosis menor pueda ser usada y así se logre proteger a más personas. Otra área prometedora de investigación es el desarrollo de una vacuna universal contra la gripe. Actualmente el virus gripal cambia lo suficiente cada año como para requerir una formula nueva, y cada año hay un agite ansioso para producir una cantidad suficiente de una vacuna efectiva. Una vacuna universal podría proteger contra el deslice de la formación genética de los virus. Cuando ya no haya necesidad de producir una vacuna nueva cada año, la falta de vacunas contra la gripe no será un tema.

El miedo de una epidemia de gripe aviar también ha estimulado nueva tecnología diagnóstica. Ahora tenemos una prueba eficaz para la gripe aviar que da resultados en unas horas. ¿No esta satisfecho con la demora? Biólogos están elaborando una prueba que producirá resultados en cuestión de minutos. Las nuevas técnicas que se están desarrollando para esta prueba luego podrán utilizarse para ayudarnos a diagnosticar otras infecciones nuevas a medida que vayan surgiendo.

Hubieron desarrollos igualmente de impresionantes en la búsqueda de tratamientos antivirales efectivos. Los doctores están al tanto de que Tamiflu tiene la abilidad de reducir la propagación del virus de la gripe aviar. Se puede usar para proteger a la gente que ha sido expuesta al virus al igual que para tratar aquellos que ya han sido infectados. Mundialmente, los gobiernos se han apurado a juntar reservas de Tamiflu, pero la medicación es cara y extremadamente escasa. La patente la tiene una sola compañía, y la manufactura de esta medicación requiere mucho tiempo, es complicada, y hasta involucra un paso que puede resultar en una explosión. Tamiflu empieza con una especia llamada anís estrellado la cual es bastante difícil de conseguir. Anís estrellado es una semilla que tiene un gusto similar al de liquorice; solo crece en China y se cultiva únicamente entre marzo y mayo. Es la única fuente de ácido shikimic, el primer ingrediente esencial en la producción de Tamiflu.

Ha sido muy emocionante ver como los científicos investigan nuevas maneras de producir Tamiflu. Un investigador de University of Michigan ha podido producir ácido shikimic vía la fermentación de bacteria genéticamente modificada. En Harvard, un científico empieza con dos ingredientes baratos y comunes y usa un proceso que esquiva el paso peligroso y explosivo de la producción de Tamiflu.

Mientras miramos las fotos difusas y perturbadoras que relatan la epidemia de gripe de 1918, es importante reconocer que el plan de alerta mundial actual ha disminuido el curso natural de una enfermedad epidémica. En 1918, ni siquiera sabíamos que la gripe era causada por un virus. No habían vacunas, antibióticos o pruebas diagnósticas. Los avances de vigilancia y comunicación han interrumpido la propagación y la mortalidad características de las epidemias pasadas. Estas estrategias no han logrado eliminar ni contener la gripe aviar, pero si han comprado tiempo valioso para desarrollar mejores vacunas y tratamientos y organizar las medidas de salud pública para cuando, si es que ocurre, la gripe aviar se haga pandémica.

EL PELIGRO EN
NUESTRA PUERTA

Mientras buscamos en el cielo a las aves que podrían transportar la gripe aviar a los Estados Unidos, no deberíamos olvidar los peligros que trae la gripe común a nuestras comunidades cada año. Es importante recordar que la gripe anualmente afecta a casi 60 millones de estadounidenses, hospitaliza a 400,000 y es fatal para más de 20,000. Mucha de esta enfermedad y muerte se podría prevenir con la vacuna anual contra la gripe, pero una cantidad alarmante de estadounidenses eligen no ser inmunizados. Solo un 60 por ciento de adultos más grandes se ponen en fila para una vacuna, mientras que solo un 12 por ciento de adultos jóvenes con riesgo de complicaciones obtienen la protección que necesitan. Aun más preocupante, menos de un 40 por ciento de profesionales médicos están inmunizados contra la gripe.

Estamos totalmente en lo cierto de estar preocupados por la posibilidad de una pandemia mortal de gripe aviar. Deberíamos, al menos, estar igual de preocupados por la protección de la gripe anual que conocemos y brota en nuestras comunidades todos los otoños. Si se lleva solo una idea de todo este libro, que sea la de que toda su familia obtenga la vacuna anual contra la gripe.

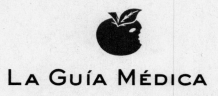

La Guía Médica

para Resfriados y Gripe

CAPÍTULO 1

Bienvenido a las Guerras de los Resfriados

Tres cosas sé sobre Katherine Davis: que es la autora de 22 novelas románticas, que mide 6 pies sin zapatos y que nunca me llama a menos que tenga un problema muy serio.

La conocí cuando su esposo fue atropellado por una minivan. Lo condujeron a la sala de emergencias, sus pulmones colapsaron y me llamaron para una consulta. Mientras interveníamos a Nate, su corazón se detuvo brevemente y tuvimos que hacer un gran esfuerzo para que su sistema cardíaco funcionara de nuevo. En la siguiente ocasión Katherine llamó porque su caldera estaba despidiendo humo y ella y su familia había inhalado un hollín negro y aceitoso. Imaginé lo peor cuando me llamó tarde en una noche lluviosa de primavera.

"¡Neil, no puedo creer lo que ha sucedido!," dijo con ansiedad.

Le hice varias preguntas: "¿Cómo está Nate? ¿Tiene dificultades para respirar? ¿Siente dolor?"

"¡No, no!," exclamó. "¡Tengo un resfriado terrible! Ustedes

los médicos pueden resucitar a los muertos. ¿Puedes hacer algo para aliviar mi nariz congestionada y mi dolor de garganta?"

Sentí tanto alivio que solté una carcajada. "¡No es gracioso!," protestó ella. "Tuvimos que cancelar nuestro viaje a Italia por culpa de este maldito resfriado."

Hay que señalar que Katherine no es la única en padecer resfriados ni en sentirse frustrada. Cada año, los estadounidenses sufren la sorprendente cifra de 1,000 millones de resfriados. Gastamos 5,000 millones de dólares en remedios para el resfriado, secreción nasal. Estas infecciones virales tan comunes son responsables por la pérdida de 50 millones de días laborales y 60 millones de días escolares. La influenza, es decir, la gemela malvada del simple resfriado, afecta anualmente a 60 millones de personas en ese país y cobra veinte mil vidas. De hecho, la influenza y la neumonía son la sexta causa de muerte en los Estados Unidos.

La Guía Médica para Resfriados y Gripe le dirá cómo evitar estas enfermedades, le ofrecerá los métodos más efectivos para reducir la congestión, la fiebre y otros síntomas incómodos producidos por los resfriados, la gripe o cualquier infección respiratoria, y qué hacer cuando se agrava una infección.

Tendemos a denominar como resfriado a cualquier malestar acompañado de tos y estornudos, pero realmente existen seis tipos diferentes de infecciones respiratorias que empiezan con síntomas semejantes. Además de los resfriados y la gripe, la bronquitis, la neumonía, el dolor de garganta, y la sinusitis afectan diferentes partes del sistema respiratorio que requieren programas individualizados para su prevención y tratamiento. Por ejemplo, el resfriado de Katherine Davis se había transformado en bronquitis y fue necesario que yo le diera un pequeño tratamiento con broncodilatadores para reducir la irritabilidad de sus vías respiratorias. Si su resfriado hubiera sido tratado a tiempo y correctamente, es probable que no hubiera padecido los problemas pulmonares que la obligaron a cancelar su viaje.

Aunque las enfermedades modernas como el SARS y la enfermedad de las vacas locas han captado la atención mundial, la historia de los resfriados es tan antigua como la humanidad. En los muros de antiguas construcciones egipcias se pueden encontrar jeroglíficos que se refieren a la tos y el resfriado. Los famosos papiros de Ebers ofrecían una poción para los síntomas del resfriado llamada galena, que contenía incienso seco y miel. La descripción más antigua del resfriado data del siglo V a.C. por el médico griego Hipócrates, quien es considerado el Padre de la medicina. Hipócrates describió cuidadosamente la fiebre, la secreción e inflamación nasal. No ofreció ningún remedio pero rechazó acertadamente la flebotomía como cura para el resfriado, práctica acostumbrada en aquella época.

El cuidado de los resfriados, los cuales son considerados como un problema menor, quedó en manos de la medicina popular y de las preparaciones caseras, tradiciones que sobreviven hasta hoy. En el siglo I, Plinio el Viejo decía que besar el hocico peludo de un ratón aliviaba los síntomas del resfriado. En aquella misma época, en Roma, Celsio escribió sobre los resfriados comunes y recetó un remedio más popular: jarras de vino italiano de buena calidad. El vino caliente y con especias ha sido utilizado a través de los siglos como un remedio para el resfriado y aún lo es en la actualidad.

Durante los siglos XV y XVI, las bebidas calientes que hacían sudar se tenían como el antídoto perfecto para el resfriado. Benjamín Franklin señaló que el aire fresco prevenía los resfriados, pues había observado que estos se contraían por el contacto cercano con personas que padecían esta afección. Probablemente fue también el primero en rechazar la idea de que el frío o la humedad producían esta enfermedad.

Durante varios siglos se desconoció la verdadera causa de los resfriados y la congestión nasal. Los griegos pensaban que los síntomas se debían a un desequilibrio de humores, mientras que los sajones creían que esta enfermedad se debía a flechas invisibles que volaban por el aire. Los indios pueblo creían que las enfermedades respiratorias eran causadas por serpientes, espíritus y demonios que entraban al cuerpo humano. La solución consistía en una ceremonia en la cual las brujas de la enfermedad eran expulsadas con plumas de águila.

En la última mitad del siglo XIX, un destacado químico francés llamado Luis Pasteur, y Robert Koch un estudioso médico alemán, hicieron una serie de descubrimientos que marcaron el comienzo de la microbiología. Pasteur, Koch y sus estudiantes aislaron e identificaron las causas de las principales enfermedades letales. El tifo, la fiebre tifoidea, la tuberculosis, la sífilis, e incluso la lepra dejaron de ser misterios, aunque se desconocía aún la causa del resfriado común. Tuvieron que suceder dos guerras mundiales y una pandemia de influenza de proporciones descomunales para que los científicos de Inglaterra y los Estados Unidos persuadieran a los estamentos oficiales sobre la necesidad de estudiar estas enfermedades tan extendidas.

Sus esfuerzos condujeron a la creación de la Unidad para el Resfriado Común (Common Cold Unit), localizada en un lejano rincón de Inglaterra, cerca de Salisbury. Los objetivos de esta unidad eran al mismo tiempo simples y ambiciosos: descubrir las causas de los resfriados, entender su transmisión y desarrollar curas y vacunas.

Durante los 50 años siguientes, los científicos de la unidad, junto con voluntarios, identificaron ocho categorías de resfriados e identificaron más de 200 tipos diferentes de virus. Descubrieron cómo se transmitían los resfriados, por qué el estrés podría afectar la inmunidad, e identificaron relaciones entre el clima y la infección. Sin embargo, la vacuna y la cura que buscaban seguían siendo esquivas, y en 1996, la Unidad para el Resfriado Común fue clausurada.

La influenza, el gemelo malvado del resfriado, tiene una historia igualmente extensa e interesante. El término *influenza* fue aplicado por primera vez a la enfermedad durante una epidemia que ocurrió en Florencia en 1580. Es una palabra italiana que significa "influencia" y que alude a la influencia nociva que tienen las estrellas sobre el bienestar de los seres humanos. En

1659, el Dr. Thomas Wyle describió una tos molesta, mucosidad, fiebre y un dolor agudo en la espalda y las extremidades en referencia a una enfermedad ampliamente difundida. Este doctor, al igual que la mayoría de los expertos médicos del siglo XVII, culpó "al ataque de las estrellas" de ser el causante de la enfermedad.

Varios siglos después, los investigadores médicos descubrieron que un virus causaba esta enfermedad en las personas, y el de la influenza fue uno de los primeros en ser aislado y cultivado en un laboratorio. Durante varios siglos se había informado sobre episodios de influenza que variaban en rango de cobertura y severidad, aunque las enfermedades mucho más virulentas monopolizaron la atención de los médicos y científicos. Comparada con la peste bubónica, el cólera, la malaria y la fiebre tifoidea, la influenza no era considerada tan peligrosa.

Pero no fue sino hasta el estallido de la epidemia de influenza entre 1918 y 1919, que se reconocieron finalmente los peligros del virus de la gripe. Medio millón de estadounidenses murió víctima de esta epidemia, y se calcula que 50 millones perecieron en el resto del mundo. La muerte y la destrucción ocasionadas por esta infección aparentemente rutinaria desataron el establecimiento de programas de vigilancia de virus y de vacunas contra la gripe. Si se compara con el impacto de enfermedades como la peste, la fiebre tifoidea, la viruela o la malaria, las infecciones respiratorias como los resfriados y la gripe parecen irrelevantes, pero ahora que las principales epidemias y otras enfermedades infecciosas han sido controladas, reconocemos la importancia y la molestia de estos problemas tan frecuentes.

En cuanto a la influenza, es la cantidad antes que la calidad de esta enfermedad lo que la hace un tema importante de salud pública. Los oficiales públicos de la salud, al ver el impacto de los brotes de influenza traducidos en días escolares y laborales perdidos, así como en la disminución de la productividad, han promovido el acceso y la investigación en materia de salud pública.

En esta sociedad en la que todos aprovechamos cualquier oportunidad para trabajar y jugar, la tos, la gripe y los estornudos terminan siendo unos intrusos desagradables. *La Guía Médica para Resfriados y Gripe* le ofrecerá la información más reciente y efectiva para prevenir y aliviar los problemas respiratorios. Estas dolencias son problemas incómodos para casi todas las personas, pero para quienes tienen problemas de salud como asma, enfermedades cardíacas y diabetes, estas enfermedades menores y sus tratamientos representan nuevos desafíos.

Los resfriados, la gripe y otras enfermedades infecciosas que afectan el sistema respiratorio no reciben la atención que merecen por parte de la comunidad médica. Muchas personas deciden tratar estos síntomas por sus propios medios cuando aparecen la tos y los estornudos. Es una verdadera lástima, porque existen métodos seguros y efectivos para prevenir estas dolencias y aliviar el malestar, pero a muchas personas no se les ofrecen ningún plan de tratamiento. *La Guía Médica para Resfriados y Gripe* explica el soporte científico que hay detrás de las infecciones respiratorias comunes, para que los lectores puedan tratar de manera exitosa estas comunes pero agobiantes dolencias.

Los consejos médicos para las seis principales enfermedades respiratorias están dirigidos a los adultos saludables. Las recomendaciones pueden variar para los niños y personas que tengan problemas de salud, y los diferentes capítulos explicarán las diferencias que existen durante el transcurso de la enfermedad y su tratamiento entre estos segmentos de la población.

El Capítulo 2, "La Escena del Crimen," lo familiarizará con la función de las vías respiratorias superiores, conformadas por la nariz, los senos paranasales, los oídos y la garganta; y de las vías respiratorias inferiores, conformadas por los pulmones y los bronquios. Este capítulo ilustrará también las conexiones entre las diferentes partes del sistema respiratorio y explica cómo los órganos se ven afectados por los resfriados y virus que pueden causar enfermedades en el tracto respiratorio.

He descubierto que cuando los pacientes entienden el funcionamiento de su sistema respiratorio, están más capacitados para entender cómo controlar y prevenir estos problemas de salud tan recurrentes. Por ejemplo, Nancy Rodríguez, quien fumaba un paquete de cigarrillos al día, vino a verme porque se mantenía resfriada. Se iba a casar al mes siguiente y estaba preocupada de entrar a la iglesia tosiendo, con la nariz roja y aguada, y con dolor de garganta. Le expliqué que la primera estrategia defensiva del organismo contra los resfriados son los cilios, unos órganos delgados con forma de cabellos que expulsan a los virus, bacterias y otros organismos de la nariz. Desafortunadamente, el humo del cigarrillo paraliza a los cilios, haciendo que los virus y bacterias entren fácilmente al tracto respiratorio. Cuando supo que su hábito ya le había reducido su inmunidad y causado infinitos resfriados, le molestó tanto permanecer con los ojos llorosos y con una tos persistente, que quiso dejar de fumar, así fuera solo antes de su boda.

El Capítulo 3, "Tratamiento: La Elección Adecuada en el Momento Adecuado," se centra en los procedimientos médicos que pueden prevenir la enfermedad y aliviar los síntomas en caso de que se presente la enfermedad. El lector también encontrará muchos consejos efectivos y/o inusuales para los resfriados y la gripe. William Osler, el destacado médico del siglo XIX, recomendaba colocar un sombrero en el pilar de la cama, meterse en ella, y beber whisky hasta que el paciente viera dos sombreros.

Aunque la cura con el whisky siempre tendrá defensores, un método más moderno aborda tanto la inflamación de un resfriado como la replicación de los virus.

Existen diez categorías diferentes de terapias, individuales o combinadas, que pueden ayudarlo a tener una mejor salud y a sentirse mejor. Por ejemplo, el dolor y la fiebre de los resfriados son ocasionados por la liberación de químicos inflamatorios llamados citocinas por parte de células que sufren un ataque viral. La aspirina y el ibuprofeno bloquean la generación de estas citocinas, reduciendo así la inflamación y manteniendo el dolor y la fiebre bajo control. El Capítulo 3 explica cómo funciona cada uno de los remedios, cómo y cuándo deben ingerirse, y describe también los posibles efectos colaterales y las opciones más acertadas para cada situación.

El Capítulo 4, "Curso Básico sobre Resfriados," aborda los signos y síntomas de los resfriados comunes. Usted aprenderá a reconocer los diferentes tipos de virus del resfriado. Le enseñaré a diferenciar entre un resfriado y una alergia, por qué nos dan más resfriados en invierno, y cómo disminuir las posibilidades de contraer un resfriado. Por ejemplo, una medida importante para disminuir el riesgo de contraer un resfriado es no utilizar bolígrafos ajenos. Otro secreto más simple aún es lavarse las manos con jabón y agua varias veces al día. Los virus pueden vivir durante horas en objetos inertes, y los bolígrafos pueden pasar por decenas de personas en tan solo unas pocas horas.

Los problemas de sinusitis afectan a 37 millones de estadounidenses cada año, y no llegan sin anunciarse. El Capítulo 5, "Sinusitis: El Resfriado Persistente," explica cómo la sinusitis se presenta a menudo después de un resfriado o a una gripe. Aborda tanto la sinusitis aguda como la crónica y explora los síntomas, el tratamiento y las estrategias preventivas. El capítulo también examina las herramientas de diagnóstico para problemas de sinusitis como las tomografías computadas, el valor del tratamiento antiinflamatorio, y explora las ventajas y desventajas de la cirugía de los senos paranasales. El capítulo concluye con sencillos consejos para prevenir la sinusitis, como por ejemplo, por qué tararear una canción durante cinco segundos al día puede reducir el riesgo de problemas de sinusitis.

La bronquitis acecha después de un resfriado o gripe. Un resfriado debe pasar después de cinco a siete días. Una tos que se desarrolle durante un resfriado y que no muestre señales de desaparecer es una buena señal de que hay un problema de bronquitis. Este molesto tipo de tos interrumpe el sueño y es uno de los síntomas principales que obligan incluso a las personas más ocupadas a sacar tiempo para visitar al médico. El Capítulo 6, "Bronquitis: Cuando la Tos es más que una Tos," comienza con una mirada a los cambios que ocurren en los pulmones durante un episodio de bronquitis y continúa con una explicación de los síntomas, señalando las diferencias entre la bronquitis aguda y la crónica, así como otras condiciones como asma, neumonía y pleuresía. El capítulo finaliza con el método más seguro y efectivo de prevenir el desarrollo de la bronquitis.

Los estadounidenses realizan 18 millones de visitas anuales al médico debido al dolor de garganta, al que los doctores definen como faringitis o "garganta estreptocócica." De hecho, hay muchos organismos que producen los mismos síntomas, entre ellos virus como el micoplasma y la clamidia. El Capítulo 7, "Faringitis Estreptocócica: Cuando el Simple Acto de Tragar Duele," aborda el uso de cultivos de garganta y de análisis inmunoquímicos para identificar la causa de los síntomas, analiza el riesgo de enfermedades cardiacas y renales en las infecciones estreptocócicas, y describe una señal inconfundible que permite diferenciar entre la amigdalitis y el dolor de garganta viral. El capítulo concluye con una mirada al estado portador (personas que están "colonizadas" con la bacteria pero que no presentan síntomas), en contraposición a la garganta estreptocócica aguda y la forma en que pueden utilizarse los antibióticos para detener la expansión de esta infección al resto de la familia.

Una cosa son las infecciones respiratorias y otra la neumonía. Mientras que los resfriados y los dolores de garganta pueden ser incómodos y molestos, la neumonía es la sexta causa de mortalidad en los Estados Unidos. Se calcula que cada año se presentan de 3 a 4 millones de casos, y un millón de pacientes tiene que ser hospitalizado debido a este delicado problema pulmonar. El Capítulo 8, "Neumonía: Cuando un Resfriado se Complica," comienza con una mirada a los síntomas inconfundibles característicos de la neumonía, los diferentes tipos de esta enfermedad, y las técnicas preventivas que pueden reducir el riesgo de contraer neumonía. Continúa con una mirada a las diferencias entre la neumonía bronquial, lobular e intersticial, y explica por qué la neumonía requiere hospitalización.

El Capítulo 9, "Influenza: El Gemelo Malvado del Resfriado," describe las variaciones constantes en los virus de la influenza, cómo afectan estos virus al tracto respiratorio, y las formas más efectivas para prevenir la infección. Muchas personas han oído hablar de la vacuna contra la gripe, pero no de los medicamentos antivirales inhalados o por vía oral, que pueden prevenir o reducir la severidad de la gripe. Varios estudios han demostrado que el 90 por ciento de las personas con influenza desarrolla complicaciones de bronquitis aguda, y que podrían necesitar una intervención médica adicional para disminuir la irritabilidad en las vías respiratorias.

El Capítulo 10, "Los Años de los Estornudos: Resfriados y Gripe en la Infancia," aborda los resfriados y la gripe en los niños. Todas las recomendaciones adicionales en este libro están dirigidas a adultos saludables. Sin embargo, los niños no son pequeños adultos; sus sistemas inmunológicos y respiratorios son diferentes, y esto debe tenerse en cuenta cuando se miran las causas, la prevención, y especialmente el tratamiento de infecciones respiratorias. Aunque este capítulo no constituye ciertamente un panorama completo de las infecciones respiratorias en los niños, ayudará a los padres a prevenir y tratar estas enfermedades desde el nacimiento de sus hijos hasta su adolescencia.

Diferentes tópicos de la salud como el asma, el embarazo, la presión alta, la diabetes, e incluso la edad avanzada, pueden hacer que las infecciones respiratorias sean más complicadas y peligrosas. El Capítulo 11, "Necesidades Individuales, Soluciones Individuales," explora el impacto de aspectos actuales de la salud en la aproximación estándar para la prevención y tratamiento de infecciones respiratorias. Algunas condiciones como el asma pueden aumentar la severidad de los problemas respiratorios. Adicionalmente, los descongestionantes que alivian dolor y la congestión producidas por un resfriado, pueden aumentar la presión sanguínea, lo que ciertamente constituye un problema potencial si se presenta un caso de hipertensión. El capítulo aborda las diferencias significativas en los síntomas, las complicaciones, y el tratamiento de resfriados, gripe, y otras enfermedades respiratorias comunes.

La Guía Médica para Resfriados y Gripe concluye con una sección de preguntas y respuestas que retoman preguntas frecuentes de los pacientes y de mis veinticinco años de experiencia en neumología. Desde las preguntas que abordan la pertinencia de utilizar una máscara para prevenir los resfriados y la gripe, a la sorprendente razón por la que las mujeres contraen más resfriados, el Capítulo 12 ofrece una mirada sensible a las preguntas importantes que los pacientes han formulado acerca de estos problemas tan frecuentes.

CAPÍTULO 2

La Escena
del Crimen

Si usted lee el *Wall Street Journal,* seguramente sabrá quién es Jack Friedman. Hoy estaba en mi consultorio, observándome con esos intensos ojos azules que han intimidado a los banqueros de los cinco continentes durante más de 30 años. "No importa si es una bacteria o un virus. Solo quiero antibióticos para este dolor de garganta," me dijo.

Su médico no estaba en la ciudad, así que vino a verme para que le recetara los antibióticos que tomaba siempre que tenía tos o estornudos. Luego de examinarlo, fue evidente que Jack tenía resfriado y dolor de cabeza. Miré su historial y me preocupó observar que cuando él desarrollaba una infección bacterial, las bacterias que poblaban sus vías respiratorias superiores hubieran adquirido una resistencia considerable a los antibióticos, razón por la cual los medicamentos no le surtían efecto. Tomé una tiza y me dirigí al pequeño tablero de la pared. Era importante que Jack entendiera cuál era la causa de los síntomas, y por qué los antibióticos eran una mala elección. Yo sabía que si no le explicaba por qué no le iba a dar lo que él quería, seguramente buscaría a otro médico que lo hiciera.

Durante los veinte minutos siguientes, le di a un curso abreviado sobre sus vías respiratorias, y le di una hoja que contenía información sobre las bacterias y los virus que producían molestias en su nariz, garganta y pulmones. Me taladraba con sus ojos mientras me hablaba. Me hizo una gran cantidad de preguntas. Iba por la mitad del curso abreviado e improvisado cuando sentí que disminuyó el nivel de tensión. Cuando terminé, Jack aceptó vacunarse contra la neumonía, algo que debía haber hecho hace mucho tiempo. Llevaba cinco años negándose a recibir esa vacuna que podía salvarle la vida, pero no vaciló en aplicársela cuando entendió cómo y por qué la neumonía es una enfermedad tan grave.

La gran mayoría de los resfriados y gripes se tratan sin consultar a un médico. Sin embargo, para aliviar los síntomas y sentirse bien rápidamente, es esencial entender tanto los órganos del cuerpo que se ven afectados, como los virus y las bacterias que producen la enfermedad y las molestias. También hay que entender lo que está sucediendo para saber cuándo es tiempo de consultar con el médico.

Las vías respiratorias están divididas en dos secciones: las superiores y las inferiores. Las vías respiratorias superiores comienzan en la nariz, la cual tiene una estructura compleja y eficiente. La nariz realiza un número de funciones esenciales para el cuerpo en un espacio reducido, y dado el espacio tan pequeño, no es de sorprender que esos problemas menores puedan ocasionar grandes síntomas.

El interior de la nariz está dividido en dos cámaras por una partición llamada *tabique nasal* (ver ilustración de la página 14). Esta división nunca es perfectamente uniforme. Un lado siempre es un poco más pequeño que el otro, y esto hace que sea vulnerable a la congestión. Hay tres capas de huesos curvos que sobresalen de las paredes exteriores a ambos lados de los canales nasales, llamadas cámaras. Estos huesos se llaman *cornetes* y aumentan de manera significativa el área de superficie dentro de la nariz. Los cornetes y el sistema de las vías respiratorias supe-

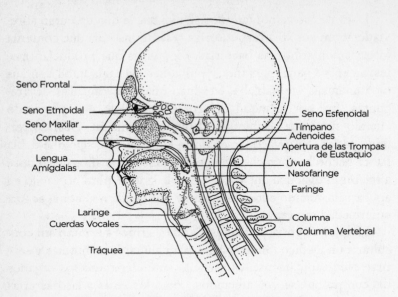

Seno Frontal

Seno Etmoidal
Seno Maxilar
Cornetes

Lengua
Amígdalas

Seno Esfenoidal
Tímpano
Adenoides
Apertura de las Trompas
de Eustaquio
Úvula
Nasofaringe
Faringe

Laringe
Cuerdas Vocales

Columna
Columna Vertebral

Tráquea

VÍAS RESPIRATORIAS SUPERIORES

riores están cubiertos por una membrana mucosa. Esta superficie húmeda está compuesta de células que producen entre una y dos tazas diarias de un fluido llamado moco. El moco mantiene un equilibrio saludable de agua en la nariz y actúa como una capa protectora para todas las estructuras de la nariz, ayudando a proteger contra la infección y los alérgenos.

Una multitud de cabellos microscópicos llamados *cilios*, los cuales se mueven rápidamente, conducen el moco a la parte posterior de la garganta y al estómago, donde son destruidos por los jugos digestivos. Es interesante señalar que los virus del resfriado paralizan los cilios, inhibiendo así su capacidad para limpiar las vías respiratorias. El moco comienza a acumularse y endurecerse, lo que produce una sensación de congestión.

Estas membranas mucosas también contienen fibras nerviosas que son responsables por el sentido del olfato. Cuando la nariz está congestionada e inflamada, las células nerviosas no

CONSEJO RÁPIDO

El humo del cigarrillo paraliza los cilios e inhibe su capacidad para eliminar los irritantes y bacterias, un factor que los investigadores creen que está relacionado con un mayor riesgo de resfriados y gripes en fumadores.

funcionan adecuadamente, limitando así su capacidad de degustar y oler.

En el interior del cráneo hay cuatro grupos de cavidades sinusales. Estas estructuras huecas dentro de los huesos de la cara y del cráneo son un poco misteriosas. Sabemos que ofrecen protección para los tejidos blandos, pues son estructuras óseas, pero realmente no entendemos su función. Se ha sugerido que los huesos ahuecados hacen que el cráneo sea más liviano, lo que nos permite caminar erguidos y sostener el peso de nuestras cabezas con una mayor facilidad. Lo que sí sabemos con certeza es que las cavidades del seno ocasionan problemas considerables de salud.

Las cavidades sinusales están cubiertas de membranas mucosas, y normalmente se drenan a través de dos pequeños canales situados en la parte posterior de la garganta. Desafortunadamente, cuando un resfriado o alergia producen inflamación en las membranas mucosas, el drenaje del seno se bloquea fácilmente. La mayor presión del moco acumulado produce el consabido dolor facial y el dolor de cabeza.

La *nasofaringe,* un órgano de la vía respiratoria, está localizada justo detrás y debajo de la cavidad nasal. La faringe calienta, hidrata y purifica el aire de las vías respiratorias superiores, de tal modo que cuando llega a los pulmones, estará húmedo y a la temperatura del cuerpo. Este canal—que tiene cinco pulgadas de extensión—envía aire a los pulmones y conduce los alimentos, el agua y el moco al estómago. Cuando usted "traga por el camino de atrás," la comida o los líquidos se desvían de su camino hacia el estómago y terminan en las vías respiratorias. La tos y el atragantamiento son señales de que su cuerpo está expulsando estas sustancias de las vías respiratorias.

En la parte posterior de la nariz y la garganta hay dos órganos que a veces ocasionan problemas: las amígdalas y las adenoides. Aunque la función principal de estas estructuras es ofrecer defensa inmunológica, su verdadera función parece ser el infectarse con bacterias y con virus. Las amígdalas, unos parches pequeños y esponjosos situados a ambos lados de la garganta, alcanzan su máximo crecimiento durante la infancia. Comienzan a reducirse a los 15 años, y prácticamente desaparecen en la etapa adulta. Durante muchos años, los médicos creyeron que las amígdalas eran la principal causa de enfermedades respiratorias infantiles, y acostumbraban extirparlas a los seis años. Ahora sabemos que estos órganos almacenan los glóbulos blancos y que realmente ofrecen protección contra las infecciones virales y bacterianas. Actualmente, las amígdalas solo se extraen si crecen demasiado o si se infectan continuamente.

Las adenoides son un conjunto de tejido linfoide (semejante al que se encuentra en las "glándulas" que a veces producen la inflamación propia del dolor de garganta), cerca de las amígdalas. Están localizadas en la parte posterior de la garganta, donde el canal nasal se une con la garganta. En teoría, las adenoides ayudan al cuerpo a combatir la infección, pero su principal actividad parece ser su aumento de tamaño durante las infecciones respiratorias repetitivas.

Vecinas de las adenoides, las trompas de Eustaquio se extienden desde la parte superior de la garganta hasta los dos oídos. Están diseñadas para drenar los mocos y mantener la presión afuera del tímpano así como adentro del oído medio, el cual está semicerrado. Un resfriado o infección puede extenderse a las trompas de Eustaquio y causar dolor de oído, particularmente en los niños.

Las vías respiratorias superiores continúan en la *laringe* o

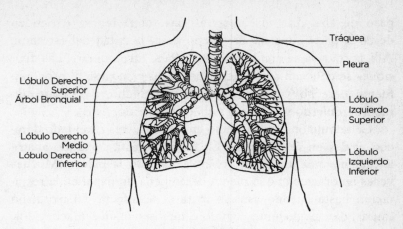

Tráquea

Pleura

Lóbulo Derecho
Superior
Árbol Bronquial

Lóbulo
Izquierdo
Superior

Lóbulo Derecho
Medio
Lóbulo Derecho
Inferior

Lóbulo
Izquierdo
Inferior

LOS PULMONES

caja de la voz. La voz es producida por dos estructuras con forma de cuerdas que se extienden a lo largo de la laringe. El mismo tipo de membrana mucosa que tenemos en la nariz se extiende a las paredes de la laringe. Durante un resfriado o gripe, la inflamación de esta membrana produce ronquera e incluso pérdida de la voz.

Las vías respiratorias inferiores comienzan debajo de la laringe, donde la estructura con forma de tubo cambia de nombre y se convierte en lo que se conoce como *tráquea* (ver ilustración en esta página). Las vías respiratorias y los pulmones cumplen tres funciones básicas: tomar aire, ayudar al organismo a obtener oxígeno, y expulsar el dióxido de carbono y las toxinas. Para realizar estas tres funciones, las vías respiratorias inferiores tienen una organización maravillosamente compleja que se interconecta en un increíble diseño mecánico. El trabajo de las vías respiratorias inferiores comienza en la tráquea, el extenso tubo en el centro de su garganta, la cual está compuesta de tejidos blandos que se mantienen abiertos gracias a unos anillos de cartílago con forma de herradura. Este soporte es suficientemente blando para ser flexible, pero lo suficientemente fuerte para mantener abiertas las vías respiratorias y permitir así el paso de aire. Las vías respiratorias inferiores se extienden desde la parte superior del pecho hasta la mitad del esternón. Allí, la tráquea se divide en dos y recibe otro nombre. Las divisiones se conocen actualmente como los *bronquios*. El bronquio fuente derecho va hasta el pulmón derecho, y el bronquio fuente izquierdo va hasta el pulmón izquierdo.

Cada pulmón está dividido en lóbulos; tres en el lado derecho, y dos en el izquierdo. Cada lóbulo está separado anatómicamente por un tejido cobertor llamado la pleura. Muchas veces ignoramos que la pleura desempeña un papel en la respiración hasta cuando esta se irrita o se infecta. La irritación causa dolor persistente cuando estamos sentados o acostados, y es más fuerte aún cuando hablamos, respiramos profundo o caminamos.

Los bronquios continúan divididos dentro de los lóbulos. Si usted piensa en cada división como en un nivel, entonces el árbol bronquial—como es conocido—se divide 23 veces en promedio. Cuando llegamos a estas divisiones finales, estamos hablando de millones y millones de vías respiratorias sumamente pequeñas, las cuales se hinchan e inflaman cuando desarrollamos infecciones respiratorias como la neumonía y la bronquitis.

Los *alvéolos* son unos sacos pequeños que se encuentran alrededor de las vías respiratorias, aproximadamente en la decimoséptima división de los bronquios. Cada alvéolo consiste básicamente en una célula gruesa, en donde entra a la corriente sanguínea y el dióxido de carbono es expulsado. Los alvéolos sufren daños cuando hay infecciones severas, particularmente entre los fumadores. El cigarrillo afecta a los alvéolos y altera su estructura: pasan de ser una especie de uvas pequeñas y bien formadas para convertirse en estructuras inflamadas e irregulares que ya no pueden ayudar a oxigenar el organismo. Durante un resfriado o gripe, estas estructuras se inflaman. De hecho, pueden sufrir daños permanentes luego de una infección respiratoria inferior severa, lo que puede ocasionar una disminución permanente en la función pulmonar.

Todas las grandes vías respiratorias del sistema pulmonar están cubiertas con una membrana mucosa (muy semejantes a las membranas que cubren las vías respiratorias superiores), y contienen también células que producen mucosa y cilios. Adicionalmente, este tejido contiene sangre, colágeno y músculos suaves que permiten que las vías respiratorias se contraigan o se relajen. Cuando hay producción de histamina, un químico corporal irritante, bien sea como resultado de una alergia o de una infección, las vías respiratorias pueden llenarse de mucosa y los músculos se tensionarán, lo que reduce el paso del aire. Los músculos de las vías respiratorias de las personas con asma son extremadamente sensibles, e incluso factores irritantes suaves como el aire frío o los olores fuertes pueden hacer que los pasajes se estrechen, produciendo dificultad para respirar.

Las estructuras de las vías respiratorias son la primera parte de la historia de los resfriados y la gripe. El segundo aliado de las infecciones respiratorias son los organismos que causan la enfermedad.

CONOZCA A SU ENEMIGO

Las bacterias y los virus fueron algunos de los primeros organismos vivos de la Tierra, y seguirán viviendo en este planeta mucho después de que los humanos hayan desaparecido como especie.

Existen más de 27 grupos diferentes de bacterias, y se han identificado al menos cien cepas en cada grupo. A menudo, las bacterias son benéficas. Si no existiera bacterias para descomponer las plantas y los animales muertos, por ejemplo, la tierra estaría llena de basura. Si no existiera el tipo adecuado de microbios, no tendríamos buenos quesos ni vinos añejos. De hecho, esta coexistencia es la base para una vida exitosa en la tierra. Algunas bacterias atacan solamente a las plantas, mientras que otras infectan solo a los animales. Lo que más nos preocupa son las bacterias y los virus que ocasionan enfermedades en los humanos.

Las bacterias son organismos unicelulares que se reproducen al dividirse. Pueden vivir bien afuera de las células, pero a veces se adhieren a las membranas de una célula, interfiriendo así con la actividad celular normal. La presencia de bacterias que no sufren limitaciones de los sistemas normales de control hace que el sistema inmunológico secrete glóbulos blancos y compuestos inflamatorios como las interleucinas y las citocinas para defendernos. Estos dos mecanismos protectores ocasionan síntomas distintivos como fiebre, congestión y fatiga. Adicionalmente, las bacterias pueden liberar toxinas que causan otras molestias.

Debido a la existencia de miles de bacterias diferentes en el aire y en el agua, los médicos han establecido varias formas de clasificar las bacterias y de encontrar los mecanismos más eficaces para combatirlas cuando se presenta la enfermedad. Uno de los métodos más importantes e iniciales es probar la reacción de una bacteria a una tintura que se utiliza para teñirla y observarla con un microscopio. Conocida como tinción de Gram, se desarrolló en 1884 y todavía se utiliza en todos los laboratorios bacteriológicos. La tinción de Gram inunda el portaobjetos cubierto de material infectado y lo empapa de color púrpura, el cual es removido con un baño ácido. Luego se agrega una segunda tintura para colorear aquellas bacterias que no "conserven" la tinción de Gram. Cuando se examinan con un microscopio, las bacterias de color púrpura se llaman grampositivas. Entre las enfermedades originadas por bacterias grampositivas se encuentran la garganta estreptocócica y la neumonía estafilocócica. Las que aparecen rojas se consideran gramnegativas. Los organismos gramnegativos tienen una segunda membrana o cobertura que los protege de agentes antibacterianos como los desinfectantes y los antibióticos. No es sorprendente entonces que muchos organismos gramnegativos ocasionen enfermedades serias. Un ejemplo de una bacteria gramnegativa son las pseudomonas, que pueden causar una neumonía fatal.

Las bacterias que causan enfermedades en las personas se definen como *patógenas,* y las que no son nocivas como *no patógenas.* Cuando un organismo se define como patógeno, significa simplemente que produce enfermedad y no que causa enfermedades leves o serias. Una bacteria que vive normalmente en nuestro cuerpo se denomina *endógena,* pero si la recibimos del medio ambiente, de algún alimento, o de otra persona, la llamamos bacteria *exógena,* es decir, que viene de afuera.

La necesidad de oxígeno de una bacteria también es otra forma importante de clasificar a estos organismos. Las bacterias que necesitan la presencia de oxígeno se denominan *aeróbicas.* Los organismos que solo pueden tolerar bajos niveles o que no pueden tolerar oxígeno se denominan *anaeróbicos.* Este tipo de bacteria vive inofensivamente en la superficie de la piel y en las membranas mucosas. Si estos tejidos sufren lesiones, las bacterias anaeróbicas se pueden profundizar en la herida, donde hay bajos niveles de oxígeno, y producir infecciones serias de difícil tratamiento.

Una vez que entran al organismo, las bacterias tienden a extenderse por diferentes partes del cuerpo. Este libro hace énfasis en la salud de las vías respiratorias. De los 27 grupos diferentes de bacterias que producen enfermedades en los seres humanos, solo ocho producen enfermedades en la nariz, garganta o pulmones. Esa es la buena noticia; la mala es que entre estos ocho grupos existen varios organismos feroces:

1. Estafilococo dorado

Se han identificado más de 30 tipos diferentes de estos organismos grampositivos que crecen en racimos semejantes a los de la uva. Estas bacterias viven en la nariz y garganta, y son causas principales de enfermedades graves en personas. Algunas de las formas más complicadas del estafilococo producen toxinas que afectan muchas partes del cuerpo. Otras cepas son conocidas como hemolíticas, es decir que destruyen glóbulos rojos durante una infección. El estafilococo puede producir abscesos pulmonares y neumonía en las vías respiratorias.

Los estafilococos son cada vez más resistentes a la penicilina y a otros antibióticos, por lo que se necesitan antibióticos de "diseño" que han sido creados para controlar a estas bacterias tenaces.

2. *Pneumonie* estreptococo (neumococo)

Esta bacteria puede considerarse como la enemiga bacterial número uno del sistema respiratorio. Estas bacterias redondas y grampositivas crecen en figuras semejantes a las cadenas observadas bajo un microscopio. La *pneumonie* estreptococo puede causar neumonía, meningitis, sinusitis, e infecciones al oído. Se encuentran prácticamente en todas partes, y pueden vivir varios años en las vías respiratorias superiores sin producir enfermedades. Generalmente se vuelven infecciosas cuando el paciente presenta una disminución en las defensas y no parecen extenderse de un individuo a otro.

Algunas formas de estreptococo, también llamadas neumococo, están cubiertas con una cápsula resbalosa que les permite evitar a los glóbulos blancos que intentan destruirlas. Su resistencia progresiva a los antibióticos es motivo de preocupación entre los médicos.

3. Estreptococo piógeno

Este es el estreptococo más temido por todos y el responsable de la clásica estreptococia. Estas bacterias grampositivas tienen proyecciones especializadas, conocidas como *pili,* que les permiten adherirse a las membranas mucosas de la garganta. Además de un fuerte dolor en la garganta, los estreptococos piógenos también pueden ocasionar neumonía, fiebre reumática, y de manera indirecta, una enfermedad renal llamada glomerulonefritis.

El estreptococo A está presente en hasta el 20 por ciento de los niños saludables, pero su incidencia en adultos es señal de una infección activa. Existen más de 90 tipos diferentes de *streptococcus pyogenes*, y es difícil desarrollar inmunidad contra esta popular bacteria. Se propaga con facilidad por pequeñas gotas en el aire, y a diferencia de casi todas las otras bacterias, produce un extenso daño en los tejidos del organismo.

El estreptococo responde bien a muchos de los antibióticos más utilizados, pero ha mostrado una resistencia progresiva a la penicilina y a la eritromicina.

4. *HAEMOPHILUS INFLUENZA* (HIB)

En la década de 1840, los médicos pensaban que esta bacteria producía influenza. El virus de la gripe fue finalmente aislado e identificado más de cien años después, pero esta bacteria conservó su nombre. Estas bacterias pequeñas, gramnegativas y aeróbicas, viven a menudo y de manera inofensiva en las vías respiratorias superiores.

Existen dos tipos de *haemophilus influenza*: la a y la b. La más peligrosa es la *haemophilus b*, que tiene una cápsula que la protege de nuestros glóbulos blancos y es la modalidad de Hi (*haemofilus influenza*) que causa meningitis en los niños. Afortunadamente, en la actualidad se acostumbra suministrar una vacuna como parte de la inmunización infantil para prevenir esta enfermedad letal.

Las formas no encapsuladas de Hi pueden causar sinusitis, infecciones de oído y bronquitis en los adultos que tengan enfermedades pulmonares crónicas.

5. *KLEBSIELLA PNEUMONIAE*

Existen más de 80 tipos de estos bastoncillos grandes y gramnegativos. Suelen causar infecciones en el tracto urinario, pero también pueden causar neumonía severa que producen lesiones permanentes en los pulmones. Si afecta al tracto respiratorio, la *klebsiella* puede extenderse a otras partes del cuerpo y transmitir un tipo de infección conocido como *bacteremia*. La *klebsiella pneumoniae* suele presentarse en personas con cuadros de alcoholismo y enfermedades pulmonares crónicas, los médicos utilizan varios tipos de antibióticos para tratarla, ya que las infecciones producidas por la *klebsiella* pueden propagarse con rapidez. Estos organismos tienden a ser resistentes a la penicilina, pero pueden ser eliminados con antibióticos más recientes.

6. Pseudomonas aeruginosa

Los médicos han identificado más de 100 especies diferentes de estas bacterias aeróbicas gramnegativas. Las *pseudomonas* viven en ambientes húmedos como la tierra y el agua. Generalmente causan infecciones en personas que ya han sido hospitalizadas por otras causas, y desgraciadamente, son resistentes a la mayoría de los antibióticos. Es importante identificar las bacterias de este tipo de neumonía, con el fin de elegir la combinación más efectiva de antibióticos.

7. Chlamydia pneumoniae

Estos organismos tienen características únicas que los distinguen de otras bacterias. Se calcula que entre el 60 y el 80 por ciento de las personas se infectan con C. *pneumoniae* alguna vez en sus vidas, aunque esta infección casi nunca es diagnosticada. Además de causar neumonía, bronquitis y sinusitis, se cree que estas bacterias son un detonante importante de ataques de asma en personas susceptibles. Se han realizado estudios inquietantes que señalan que la C. *pneumoniae* puede aumentar la formación de placa en las arterias y conducir a un aumento en la incidencia de paros cardíacos.

La C. *pneumoniae* se reproduce lentamente, y pueden transcurrir tres semanas después de la exposición para desarrollar síntomas de una infección respiratoria. A diferencia de muchas de las neumonías bacteriales más comunes como las causadas por el *streptococcus pneumoniae, la C pneumoniae* se transmite de persona a persona, lo que produce pequeñas epidemias. De hecho, se han presentado algunos brotes dramáticos de *C. pneu-moniae* en escuelas y en campamentos militares escandinavos.

Debido a su patrón de crecimiento, el tratamiento a base de antibióticos contra estos organismos iconoclastas debe ser de tres semanas, en vez del período usual que fluctúa entre cinco a siete días.

8. *LEGIONELLA PNEUMOPHILA* (BACILO DEL LEGIONARIO)

La *legionella* fue identificada en 1976, después de que un brote de neumonía afectara a casi 200 personas en una conven-ción de Legionarios en Filadelfia. Es una bacteria que se desa-rrolla en el agua y se ha encontrado en charcos de agua en el interior de sistemas de aire acondicionado, en los sistemas de agua caliente de hospitales y hoteles, en jacuzzis de spas, e in-cluso en las boquillas de las duchas de clubes de salud. La *legio-nella* produce una neumonía particularmente severa que puede afectar extensas zonas de ambos pulmones, así como insuficien-cia renal, la cual se presenta con frecuencia. Estos bastoncillos gramnegativos generalmente se encuentran activos a finales del verano y comienzos de otoño, y pueden producir pequeñas epi-demias contenidas, ya que suelen contaminar los sistemas de aire acondicionado.

LOS VIRUS: LOS ENEMIGOS INVISIBLES

Los virus son los terroristas del mundo de los microbios. Impla-cables, discretos y letales, se concentran en un solo objetivo: encontrar nuevas células vivas para atacarlas y destruirlas. Las enfermedades virales han atacado a los seres humanos durante varios siglos, y han causado enfermedades generalizadas que han cambiado el rumbo de la historia humana. Los historiadores creen que la viruela contribuyó a la caída del Imperio Romano, y que la epidemia de influenza que sucedió entre 1918 y 1919 pudo haber contribuido al fin prematuro de la Primera Guerra Mundial.

En el siglo XIX, los científicos realizaron grandes esfuerzos para identificar las causas infecciosas de la enfermedad, y utilizaron filtros de porcelana sin esmaltar para separar y concentrar a los microbios causantes de enfermedades con el fin de aislarlos. Estos filtros tenían poros tan pequeños que ningún organismo conocido en aquella época podía pasar a través de ellos, pero en 1882, un botánico ruso descubrió que el fluido experimental que circulaba por sus filtros podía causar una enfermedad destructiva en las plantas de tabaco. Pocos años después, un investigador holandés demostró el mismo fenómeno con el organismo que causa la fiebre aftosa en el ganado.

Estos agentes fueron llamados virus filtrables, pues traspasaban los filtros en los que ninguna bacteria podía penetrar. Investigaciones posteriores demostraron que estos organismos recién definidos eran responsables por un gran rango de enfermedades que incluían la viruela, la rabia, el sarampión, paperas, herpes, polio y varicela.

El conocimiento sobre los virus y las enfermedades que ocasionan se dio de manera intermitente. Ya que los virus desafiaron su estudio y control, pues eran invisibles en los microscopios tradicionales y de crecimiento imposible en los cultivos. Gracias al desarrollo de microscopios de electrones en 1925, los científicos pudieron observar uno de estos virus y quedaron impactados. Estos pequeños asesinos eran estructuras cristalinas diminutas, que se parecían más a la sal que a organismos vivos y capaces de crecer. En 1931, los científicos pudieron finalmente cultivar el virus de la influenza en embriones de apoyo. Había pasado poco más de una década desde la devastadora pandemia de influenza en las postrimerías de la Primera Guerra Mundial, así que el aislamiento del virus vivo de la influenza fue recibido con alegría y alivio.

Los virus son demasiado pequeños para ser observados

con un microscopio de laboratorio normal y necesitan células vivas para sobrevivir. Se adhieren a una célula, introducen material genético, se apoderan de ella y comienzan a reproducirse una vez que están adentro del núcleo. Salen de la célula una vez que se han formado nuevas partículas virales, abandonan con rapidez la célula muerta y buscan nuevas víctimas en el organismo.

Los virus tienden a preferir ciertos tipos específicos de células. Por ejemplo, el virus de la polio ataca el sistema nervioso central, mientras que el herpes simple ataca la piel y las membranas mucosas. Algunos de los virus más comunes que causan enfermedades en los seres humanos se alojan en la nariz, garganta y pulmones.

Los virus son extremadamente difíciles de controlar. Son organismos pequeños y primitivos que ofrecen pocas posibilidades para su tratamiento. Por otra parte, las bacterias son organismos completamente formados con un amplio rango de actividades. Hemos logrado desarrollar agentes como los antibióticos, los cuales pueden, de manera individual o conjunta, atacar la reproducción, el metabolismo, o incluso sus mecanismos de adherencia a las células humanas. Los virus solo están vivos y activos cuando se encuentran en una célula, y las drogas que son lo suficientemente fuertes para matarlos suelen ser tóxicas para resto del organismo. En años recientes se han desarrollado unos pocos agentes antivirales, pero nuestra mejor defensa contra los virus es una buena ofensiva a través de la vacunación.

Décadas después del aislamiento del primer virus, se han identificado más de 80 grupos que causan enfermedades a los seres humanos. De estos, solo tres grupos principales atacan a las vías respiratorias superiores y/o bajas:

1. Virus del resfriado

Hasta la fecha, se han identificado más de 200 tipos de virus del resfriado que pertenecen a siete grupos diferentes. Algunos tienden a afectar más a los niños que a los adultos; otros causan enfermedades en el invierno, y algunas modalidades aparecen en la primavera. Los virus del resfriado varían en la forma en que se propagan. Por ejemplo, los rinovirus son transmitidos por contacto directo, mientras que el coronavirus del resfriado se propaga a través de gotas en el aire.

2. Virus de influenza

Existen tres tipos básicos de virus de influenza denominados A, B y C. Cada uno de estos grupos presenta características específicas, pero todos comparten el *desplazamiento genético,* un importante rasgo que simplemente significa que los virus de la influenza cambian su conformación genética año tras año. El virus de la influenza necesita atacar una célula viva para sobrevivir. Cuando un virus ataca, nuestros organismos desarrollan anticuerpos contra ese virus particular, ofrecen resistencia y limitan la enfermedad. La próxima vez que el virus ataque, encontrará que en el organismo ya hay anticuerpos para detener su reproducción. A fin de sobrevivir, los virus cambian sus códigos genéticos justo lo suficiente para que los anticuerpos existentes no puedan reconocerlos. En algunos años, estos cambios genéticos pueden hacer que la gripe sea más agresiva y que cause un daño mayor a las vías respiratorias.

3. Virus sincitial respiratorio (VSR)

Este virus se encuentra en muchas partes y produce enfermedades leves en los niños. De hecho, la mayoría de ellos ya han tenido una infección con VSR en la vía respiratoria superior leve a los tres años. Sin embargo, si la infección del VSR se dirige al sistema respiratorio inferior (los pequeños bronquios y los pulmones), puede causar enfermedades severas como bronquiolitis y neumonía. Una infección de VSR severa en la infancia temprana puede aumentar el riesgo de desarrollar asma. Varios estudios han mostrado que el 50 por ciento de los niños hospitalizados por VSR podrían desarrollar neumonía.

El VSR, que generalmente aparece a finales de otoño o en invierno, se propaga por el contacto cercano de partículas de saliva. El virus puede vivir varias horas en objetos como chapas de puertas, teléfonos y pasamanos de escaleras.

MYCOPLASMA PNEUMONIAE: EL OTRO MICROORGANISMO

Los micoplasmas son los organismos más pequeños que pueden crecer fuera de una célula. Fueron aislados inicialmente en ganado con neumonía, y se han identificado cinco tipos diferentes y más de 150 especies. En cuanto al tamaño y características, los micoplasmas están a mitad de camino entre un virus y una bacteria. Se pueden reproducir dividiéndose como las bacterias, pero tienen el tamaño aproximado de un virus grande.

Los micoplasmas presentan formas variadas. Pueden ser redondos, en forma de anillos huecos, en filamentos ramificados, o tener incluso forma de pesas. Los micoplasmas pueden causar una neumonía leve aunque persistente en el sistema respiratorio. Se cree que más del 15 por ciento de las neumonías se deben a este organismo poco conocido. La buena noticia sobre el micoplasma es que responde a los antibióticos más recientes.

CAPÍTULO 3

TRATAMIENTO: LA ELECCIÓN ADECUADA EN EL MOMENTO ADECUADO

Aunque es cierto que no existe ningún "remedio mágico" para curar resfriados, gripe, y otras infecciones respiratorias, existen diez tratamientos diferentes que pueden, de manera individual o combinada, prevenir, tratar y reducir la duración de las molestias. Cada tipo de tratamiento obedece a un cúmulo individual de síntomas y problemas. Si entiende cómo funciona cada tratamiento, usted será capaz de controlar sus infecciones respiratorias de una manera segura, económica y cómoda; el desafío está en saber cuándo y cómo utilizarlas.

Antihistamínicos: Cómo Detener el Estornudo y Tratar un Resfriado

La histamina es un químico natural que produce una serie de cambios en el organismo, incluyendo la inflamación, caracterizada por el enrojecimiento (que indica que la sangre ha entrado a los tejidos inflamados), la edematización (que significa que el fluido ha penetrado en el tejido), y el dolor (señal de que los químicos han penetrado en los tejidos, lo que desencadena reacciones de las terminales nerviosas).

Se sabe que la histamina cumple un importante papel en las alergias, las cuales causan producción de moco, inflamación de los tejidos y estrechamiento de las vías respiratorias. Sin embargo, un aspecto menos conocido es el papel que cumple la histamina en las infecciones virales como los resfriados y la gripe. Los virus generan la liberación de compuestos inflamatorios como la histamina, que produce aquellos estornudos indeseados y bastante familiares, dolor en la garganta, y la congestión propia de un resfriado. Los antihistamínicos limitan la acción de estos compuestos, disminuyendo reacciones inflamatorias innecesarias.

Hay dos tipos de antihistamínicos; los más antiguos y de primera generación como la clorfeniramina (nombre comercial: Chlor-Trimetron), la clemastina (nombre comercial: Tavist), y la difenhidramina (nombre comercial: Benadryl), los cuales han sido utilizadas durante más de 40 años. Son bastante efectivos pero pueden producir somnolencia. La segunda generación de antihistamínicos como la Fexofenadina (Allegra), y la Loratadina (Claritin), es igualmente efectiva para las alergias y no produce somnolencia, pues no llega al cerebro. No obstante, pueden ser menos efectivas para tratar síntomas del resfriado y la gripe.

Algunas personas son inmunes a la somnolencia producida por antihistamínicos de cualquier tipo, y pueden tomarlos de día o de noche. Otras sienten que los antihistamínicos tradicionales les producen letargo, por lo cual limitan su uso a las horas de la noche para aliviar la congestión nocturna y asegurar un sueño plácido.

Los antihistamínicos son uno de los recursos más importantes para aliviar las incomodidades producidas por el resfriado y la gripe, pues ofrecen un control de la congestión, del estornudo, e incluso de la tos. Son baratos, ampliamente disponibles, y tienen una baja incidencia de efectos colaterales desagradables.

Porque funcionan bien, algunas personas tienden a tomar una cantidad excesiva, pero las altas dosis pueden causar resequedad en la garganta y en los conductos nasales, lo que puede producir irritación. Se sugiere no exceder la dosis recomendada en el empaque. Recuerde que los productos combinados generalmente contienen antihistamínicos y no se recomienda consumir remedios adicionales para el resfriado si se están tomando productos combinados.

Descongestionantes:
Respirar de Nuevo con Facilidad

Todos conocemos este término, pero ¿sabemos cómo funcionan los descongestionantes? Básicamente, los descongestionantes disminuyen la presión y la congestión no porque sequen el moco, sino porque contraen los vasos sanguíneos del moco nasal e impiden el bloqueo de las vías respiratorias. El virus del resfriado ocasiona la liberación de compuestos que inflaman los pequeños vasos en los canales nasales. Como se trata de un espacio reducido, incluso un pequeño aumento de tamaño en los vasos sanguíneos puede causar congestión y dificultad para respirar.

Existen tres tipos de descongestionantes. Los alfa agonistas como las seudoefedrinas (se encuentran en el Sudafed y el Actifed) son medicamentos ampliamente utilizados. Estos actúan contrayendo la musculatura lisa de los vasos sanguíneos, achicando los vasos y permitiendo que usted respire con mayor facilidad. Se encuentran disponibles en píldoras y jarabes. Los descongestionantes orales pueden elevar la presión sanguínea y el ritmo cardíaco, producir temblores o causar insomnio, pues reducen el tamaño de los vasos sanguíneos. Si usted tiene presión alta o padece alguna condición cardiaca, debe consultar con su médico antes de tomar estos medicamentos. Se recomienda tomarlos en las horas de la mañana y no en la noche para no interferir con el sueño.

Los descongestionantes en spray (Afrin) también son efectivos. Cuando se aplican directamente sobre los tejidos inflamados, los contraen de manera casi inmediata y alivian la congestión. Sin embargo, el uso excesivo puede producir lo que se conoce como congestión de rebote. Las personas tienden a utilizarlos después del período recomendado de tres días que aparece en el empaque, pues son muy efectivos y rápidos. Cuando el efecto del spray se desvanece, los pequeños vasos sanguíneos de la nariz se expanden, y esto produce una sensación de congestión tan desagradable que la persona vuelve a aplicarse el spray. Este uso excesivo puede causar dependencia por varios años. La adicción es tan intensa en algunos casos que la suspensión debe estar orientada por un especialista de oídos y nariz. Se recomienda no utilizar descongestionantes en spray durante más de tres días seguidos para prevenir este problema. Si usted se siente congestionado debido a un resfriado o gripe, utilice descongestionantes en spray durante los primeros días, y remplace por descongestionantes por vía oral mientras tenga síntomas.

El segundo tipo de descongestionantes son los anticolinérgicos. Estos actúan bloqueando un químico corporal llamado acetilcolina, el cual estimula las glándulas mucosas y relaja los músculos suaves de los vasos sanguíneos. Aunque es agradable sentir que sus músculos de la espalda y cuello están relajados, el relajamiento de los músculos lisos en los vasos sanguíneos de la nariz puede causar congestión. El bloqueo de la producción local de acetilcolina puede disminuir la producción de moco y la inflamación de los vasos sanguíneos. Los descongestionantes anticolinérgicos solo están disponibles en sprays nasales como el Atrovent. Aunque no causan congestión de rebote, se sabe que producen sequedad e incluso sangrado nasal. Si esto sucede, usted puede humedecer el moco nasal con una solución salina en spray o usar el medicamento con menor frecuencia. Si no surte efecto, debería utilizar otro tipo de descongestionantes.

El tercer tipo de descongestionantes son los químicos aromáticos como el alcanfor, el aceite de eucalipto, la mostaza, la goma de benjuí y el mentol. Estas sustancias alivian la congestión estimulando las glándulas mucosas en la nariz para que produzca más fluidos. Esta mucosa delgada se suaviza e hidrata el moco seco y duro que ha causado la congestión. De este modo, las mismas vías respiratorias tienen una mayor facilidad para despejar la congestión al toser o al sonarse la nariz. Este tipo de descongestionantes es casi tan antiguo como la medicina misma y todavía es utilizado con éxito en todo el mundo. Algunos de estos ingredientes, como el mentol, son utilizados en sprays y en pastillas. Otros descongestionantes, como la goma de benjuí y las hojas de eucalipto, se inhalan en un vaporizador. El alcanfor y la mostaza se encuentran en cremas tradicionales para el pecho. Actualmente, la medicina moderna debate el valor de estos remedios que ofrecen un alivio considerable a muchas personas. Sin embargo, quienes tengan alergias, asma, enfisema u otros desórdenes pulmonares crónicos, deberían evitar cualquier tratamiento con estos componentes irritantes.

El Alivio del Dolor: La Base del Cuidado de Gripes y Resfriados

El dolor de cabeza, la fiebre y los dolores corporales son tres síntomas característicos de las infecciones respiratorias. Estas molestias son el resultado de la producción de compuestos inflamatorios de origen sanguíneo y viral por parte del cuerpo. Los microorganismos estimulan nuestros mecanismos de defensa, los que a su vez liberan mediadores químicos. El más común de estos compuestos es el grupo de las prostaglandinas. No se sabe con certeza qué tan efectivos son estos mediadores en combatir la enfermedad, pero sabemos que son responsables de síntomas indeseables como la fiebre y los dolores corporales. Afortunadamente, tenemos tres tipos de agentes antiinflamatorios que ofrecen alivio duradero a los síntomas

producidos por las prostaglandinas y por otros mediadores inflamatorios, cuando se bloquea su producción.

Un Nuevo Respeto para un Medicamento Antiguo

"Tome dos aspirinas y llámame en la mañana." Esta es una antigua frase de cajón pero lo cierto es que la aspirina es realmente
un medicamento extraordinario y efectivo. En términos químicos, la aspirina es un salicilato derivado originalmente de la corteza de sauce. El valor terapéutico de este remedio natural ha
sido conocido por muchas culturas diferentes durante varios siglos. En la Inglaterra del siglo XVIII, el Reverendo Edmund
Stone escribió a la Royal Society que la corteza de sauce curaba
las "fiebres palúdicas," o la fiebre común. Stone suponía que el
sauce podía tener propiedades terapéuticas y curativas contra la
humedad, pues crecía en zonas húmedas.

El ingrediente activo de la aspirina es la salicina, la cual fue
aislada en 1829, cuando se demostraron sus propiedades para
reducir la fiebre, y fue introducida comercialmente en 1899 por
un químico que trabajaba para la compañía farmacéutica Bayer.
El nombre *aspirina* se deriva de la spirea, una planta que se utili-
zaba para preparar el ácido salicílico.

La aspirina es barata y se consigue en todo mundo. Sin embargo, tiene algunas desventajas. Puede producir irritación en
las paredes del estómago, ya que es un ácido. Esto a su vez
puede ocasionar una sensación de ardor, acidez y reflujo (el re-
torno del ácido estomacal al esófago). Si usted toma grandes
cantidades de aspirina durante varios meses, podría desarrollar
una úlcera péptica. La aspirina tiene una toxicidad tradicional.
Si usted toma una dosis superior a la recomendada diariamente,
podría desarrollar problemas gastrointestinales. Los asmáticos
deberían evitar el consumo de aspirina debido a la frecuencia de
reacciones alérgicas delicadas que puede causar. No debe ser
suministrada a niños ni a jóvenes durante infecciones virales,

debido a un aumento en el riesgo del síndrome de Reye, un síndrome neurológico serio que puede seguir a una infección viral.

El acetaminofeno, que se vende con la marca comercial de
Tylenol, fue introducido en 1955 con el propósito original de
aliviar el dolor y la fiebre en los niños. Demostró ser tan seguro
y efectivo que no tardó en ser recomendado para las molestias
que sentían los adultos. Es un medicamento no narcótico contra
la fiebre y el dolor. En términos estrictos, no se considera como
un agente antiinflamatorio aunque se cree que inhibe las prostaglandinas. El Tylenol no causa molestias gástricas ni problemas
de sangrado como la aspirina, pero su consumo excesivo puede
producir daños hepáticos. El Tylenol es seguro para mujeres
en estado de embarazo, personas con sensibilidad a la aspirina o
con úlceras, y también para quienes tomen medicamentos que
adelgacen la sangre. Las personas que consumen mucho alcohol
o que tengan hepatitis deberían evitar el consumo de Tylenol,
ya que está relacionado con lesiones hepáticas.

Los adultos pueden tomar de 500 a 1000 mg de Tylenol
hasta cuatro veces al día sin presentar problemas. El alivio del
dolor y de la fiebre usualmente se presenta en tres o cuatro horas. Si va a comprar productos para el cuidado de resfriado,
tenga en cuenta que muchos medicamentos combinados contienen acetaminofeno, y que podría presentarse una ingesta excesiva si se toman con esta sustancia. En ese sentido, es útil leer
las etiquetas de los medicamentos. Sin embargo, algunos productos contienen acetaminofeno de formas poco reconocibles.
Para evitar problemas potenciales, si usted toma un producto
combinado para el resfriado, no ingiera dosis adicionales de
acetaminofeno ni de ningún otro medicamento combinado.

El ibuprofeno, que se encuentra en el Advil y el Motrin,
alivia la fiebre, el dolor de cabeza, y los dolores corporales al
inhibir las prostaglandinas inflamatorias. Este medicamento
efectivo y ampliamente utilizado es un antiinflamatorio no este-
roideo, o NSAID. El ibuprofeno fue introducido originalmente
como un medicamento recetado y luego fue declarado de venta

libre. Es considerado tan efectivo para el alivio del dolor como la aspirina y el acetaminofeno, pero causa menos problemas de sangrado que la aspirina. A diferencia de los analgésicos con narcóticos, el ibuprofeno tiene la ventaja de no causar adicción. Sin embargo, su uso crónico puede producir úlceras pépticas y daños renales. Por estas razones, los médicos advierten a las personas que tienen úlceras pépticas, historial de abuso de alcohol, o a las mayores de setenta años, que consuman acetaminofeno para evitar las complicaciones producidas por el ibuprofeno.

Si tiene resfriado, puede tomar 400 mg de ibuprofeno tres veces al día. Recuerde que los NSAIDS disminuyen el flujo sanguíneo en el riñón, lo que puede causar retención de fluidos e hipertensión. Si tiene insuficiencia cardiaca congestiva o problemas renales, es probable que su médico le sugiera evitar el consumo de ibuprofeno.

Como lo he mencionado, los virus del resfriado y de la gripe hacen que el cuerpo secrete unos mediadores celulares diferentes que producen distintos tipos de inflamación. Las prostaglandinas parecen causar fiebre y dolor. La fiebre es una defensa natural contra la enfermedad, pero es una espada de doble filo, pues aumenta los *radicales libres* (químicos nocivos que surgen como resultado del daño y la inflamación de los tejidos), eleva la presión sanguínea, genera deshidratación, dolores de cabeza y del cuerpo. Cuando una fiebre sobrepasa los cien grados Fahrenheit, los efectos negativos serán mayores que los beneficios defensivos. Estaremos en mejores condiciones de combatir la enfermedad si no tenemos que enfrentar la inflamación y la fiebre; y lo mejor que podemos hacer es tomar acetaminofeno, aspirina o ibuprofeno para disminuir la fiebre.

Los agentes antiinflamatorios como la aspirina y el acetaminofeno son la base del cuidado de las infecciones respiratorias. Aunque no alivian la congestión, atacan los dolores, la fiebre y la sensación general de agotamiento que acompaña a las infecciones respiratorias. He visto que muchos de mis pacientes son reticentes a tomarlos cuando no sienten dolor de cabeza o presentan una fiebre leve, pero si supieran que estos medicamentos no son solo para los dolores de cabeza, estarían en mejores condiciones de cuidarse de cualquier tipo de infección respiratoria.

Alivio de la Tos

La tos que acompaña a la mayoría de las afecciones respiratorias es molesta, agotadora y dolorosa. La presencia de irritantes en las vías respiratorias como el moco o los agentes inflamatorios, desencadenan el reflejo de la tos. Aunque indeseable, la tos es realmente el mecanismo que tiene el organismo para mantener las vías respiratorias abiertas y despejadas. Antes que suprimir la tos, la clave para combatirla es tratar las causas subyacentes.

Si la tos es el resultado del exceso de producción de mucosa (como sucede durante un resfriado), los antihistamínicos y/o los descongestionantes eliminarán la causa subyacente de la tos. Si es parte de una neumonía o bronquitis, los antibióticos pueden eliminar la infección bacteriana subyacente, y la tos desaparecerá. Para aliviar las molestias causadas por la tos, yo les prescribo a mis pacientes un medicamento que les ayuden a descansar.

Existen cuatro tipos de medicamentos para el resfriado. Los supresores de la tos, también conocidos como antitusígenos, inhiben la actividad cerebral que controla el reflejo de la tos. Los supresores recetados para la tos contienen codeína y otras sustancias semejantes, mientras que los de venta libre contienen dextrometorfano.

En algunas infecciones, el moco se vuelve tan duro y seco que no puede ser eliminado por medio de la tos. La acumulación de moco en el pecho y vías respiratorias es una invitación abierta para que se desarrolle una infección bacterial. Los expectorantes recetados para la tos adelgazan y aflojan las secreciones de moco, permitiendo que sean expulsadas cuando la persona tose o se suena la nariz. El ingrediente activo de muchos expectorantes es la guaifenesina, de venta libre.

Los anestésicos para la tos en spray o en pastillas que contienen ingredientes como la benzocaína o el fenol actúan adormeciendo temporalmente los nervios irritados de la garganta que están produciendo el reflejo de la tos. El alivio es casi inmediato y le permitirá el descanso que usted tanto necesita: incluso las pastillas para la tos a base de azúcar ofrecen cierto alivio. Se denominan demulcentes y actúan recubriendo la capa irritada de la garganta con una sustancia gelatinosa. La miel, el regaliz y el jarabe de maíz son demulcentes que pueden calmar la irritación de la garganta producida por la tos. Las pastillas más recientes para la tos suelen contener varios ingredientes. Por ejemplo, tanto el Listerine para la tos como las pastillas Vicks Formula 44 para la tos, contienen benzocaína (que adormece los nervios de la tos en la garganta) y dextrometorfano (que mitiga el reflejo de la tos en el cerebro). Esto ofrece un alivio instantáneo y duradero.

Como la tos es realmente un reflejo saludable, yo no quisiera que usted suprimiera este síntoma sin tratar la causa subyacente, y en caso de hacerlo, el producto más adecuado le ayudará a sentirse mejor. Usted podrá descansar y recuperarse con mayor rapidez. Los medicamentos para la tos suelen estar combinados con antihistamínicos, descongestionantes y analgésicos como la aspirina y el Tylenol. Estos productos pueden ser más favorables que si usted compra los ingredientes por separado, y pueden ser también más cómodos en el trabajo o en la escuela. No se recomienda mezclar los productos combinados ni ingerir ingredientes individuales adicionales, y prevenir así una sobredosis de productos para el cuidado del resfriado.

Una tos que persista varias semanas después de una infección respiratoria puede indicar el desarrollo de un síndrome semejante al asma. La infección original ya ha causado daño suficiente a las vías respiratorias, por lo que están inflamadas e irritadas. Las sustancias presentes en el ambiente que no habían causado problemas anteriormente (como por ejemplo el humo del cigarrillo, los perfumes, las mascotas y hasta el aire frío), desencadenan la contracción de las vías respiratorias, lo que produce tos. La forma más efectiva para controlar esta tos es utilizar el mismo tipo de broncodilatadores que se utilizan exitosamente para el asma.

Hay dos tipos de broncodilatadores que funcionan bien para este tipo de tos. Cada uno actúa en factores separados de las células que causan el estrechamiento de las vías respiratorias. Los *Beta agonistas* como el albuterol (Ventolin HFA) relajan los músculos de las vías respiratorias, producen un efecto casi inmediato y prolongado durante horas. Algunos presentan diversos efectos colaterales, entre ellos un aumento en el ritmo cardíaco, palpitaciones e insomnio. Los pacientes con condiciones cardiovasculares deben preguntar a sus médicos por cualquier limitación que tenga el uso de estos agentes. Para una tos posterior al resfriado o gripe, el spray puede ser utilizado cuatro veces al día durante un máximo de seis semanas.

El segundo tipo de broncodilatadores son los anticolinérgicos, los cuales bloquean la acción de la acetilcolina. Este químico natural del cuerpo hace que los músculos suaves se contraigan. Si se utilizan como inhaladores orales, los anticolinérgicos (como el Atrovent) previenen la contracción de las vías respiratorias irritadas, situación que produce el reflejo tusígeno. Estos medicamentos pueden producir efectos colaterales como sequedad en la boca.

La Verdad sobre los Antibióticos

Anteriormente, la aparición de un resfriado o gripe era motivo para la prescripción automática de antibióticos. Sin embargo, los antibióticos no surten efecto en las infecciones virales, sino en las bacterianas. El Centro para el Control y la Prevención de Enfermedades (CDC), la Asociación Médica Americana, la

Asociación Americana del Tórax y la Organización Mundial de la Salud, han recomendado enfáticamente a médicos y pacientes limitar el uso de antibióticos en infecciones respiratorias, pues la mayoría de este tipo de infecciones es causada por virus. Una infección respiratoria alta y baja que comience como una infección viral puede infectarse masivamente con bacterias en algunas ocasiones (lo que representa una infección secundaria del tejido dañado). Esto es particularmente cierto si la infección produce obstrucción de los pasajes de drenaje, como los canales que drenan el oído medio o los tractos que drenan los senos paranasales durante el resfriado. Si estos órganos se obstruyen, el moco puede acumularse e infectarse con bacterias.

Yo prescribiría antibióticos para infecciones respiratorias que duren más de una semana o diez días a los pacientes que tengan una buena salud; esto en caso de que el dolor se desarrolle en el seno paranasal, si la fiebre no cede y por el contrario aumenta o si hay presencia de moco sin color o con sangre. El límite para el uso de antibióticos es ostensiblemente menor en niños menores de dos años o cuando existen problemas de salud, y son temas que usted deberá consultar con su propio médico.

En la actualidad existen cuatro categorías de antibióticos excelentes para el tratamiento de infecciones respiratorias. La elección depende del tipo de infección; si está localizada en el tracto respiratorio alto (garganta y nariz), o si está situada en el tracto respiratorio bajo, es decir, en los pulmones. Adicionalmente, la elección de antibióticos depende de la bacteria que pueda estar causando la infección, de otros problemas de salud que usted pueda tener, y del precio del medicamento.

El primer grupo, que es uno de los más antiguos entre los antibióticos, es el de los betalactámicos. Las penicilinas, que aún son ampliamente utilizadas, fueron las primeras modalidades de este grupo. La penicilina se considera un antibiótico de espectro reducido, es decir, que es efectivo en un número relativamente pequeño de organismos, particularmente en aquellos que son grampositivos, como los que causan la garganta estreptocó-

cica o la neumonía neumocócica. Sin embargo, y con el transcurso del tiempo, la capacidad de los betalactámicos para combatir infecciones se ha extendido a muchas otras bacterias.
También es cierto que las bacterias han aprendido a burlar a los
betalactámicos, una situación que se llama resistencia bacterial.
Por lo tanto, los investigadores han modificado las moléculas
originales y agregado compuestos adicionales a los antibióticos,
logrando que sean tan efectivos como en el pasado. Estos compuestos adicionales no son antibióticos de por sí, pero contribuyen a que la penicilina y otros betalactámicos mantengan su
efectividad en vista de la creciente capacidad de las bacterias.

Otro de los betalactámicos mejorados es la Augmentina, que
contiene amoxicilina, una penicilina de espectro amplio, y ácido
clavulánico, un compuesto que evita que la bacteria destruya la
penicilina. Estos medicamentos son extremadamente efectivos
y suelen prescribirse para el tratamiento de infecciones bacteriales en el tracto respiratorio alto. La Augmentina, al igual que
otras penicilinas y betalactámicos, es un bactericida, es decir,
que destruye las bacterias. Estos medicamentos pueden ser administrados por vía oral o intravenosa, pero yo los prescribiría
en forma líquida o en pastillas para una infección respiratoria
simple.

En términos generales, las penicilinas son bien toleradas.
Sin embargo, un alto porcentaje de personas saludables son
alérgicas a la penicilina, lo que puede desencadenar una reacción susceptible de causar muerte. Algunas betalactamas, especialmente las de espectro amplio, pueden producir ciertos
problemas gastrointestinales como náusea y diarrea, pero estos
efectos colaterales suelen ser moderados, de modo que no son
motivo para suspender su uso.

El segundo grupo de antibióticos son las cefalosporinas, y
están estrechamente relacionados a las penicilinas, pues el componente original es semejante a la penicilina. Algunos ejemplos
de cefalosporina son el Ceftin, el Ceclor y el Rocephin. Todas
las generaciones de cefalosporinas fueron desarrolladas para

satisfacer ciertas necesidades. Las últimas generaciones de cefa-losporinas son utilizadas casi exclusivamente para enfermeda-des graves y letales, pero no se utilizan en el tratamiento de una infección respiratoria alta como la infección del seno paranasal. Sin embargo, estos agentes son efectivos para tratar todo tipo de bacteria que se encuentre en el tracto respiratorio bajo. Al-gunas son administradas por inyección o por vía intravenosa a los pacientes hospitalizados, mientras que otras son administra-das por vía oral.

Las cefalosporinas aventajan a la penicilina porque causan menos reacciones alérgicas. No obstante, si alguien es sensible a la penicilina, no sería aconsejable que tomara cefalosporinas, debido al potencial de reactividad cruzada para una reacción anafiláctica delicada.

La tercera clase de antibióticos utilizados para tratamiento de infecciones respiratorias son los macrólidos. El compuesto inicial que dio inicio a esta familia de macrólidos fue la eritromi-cina. Algunas de las versiones más recientes de los macrólidos son el Biaxin y el Zithromax. Estos compuestos no tienen rela-ción con la penicilina, así que en términos generales no se pre-senta una reactividad cruzada alérgica. Son bien tolerados, aunque se han reportado efectos gastrointestinales colaterales y leves. Pueden suministrarse por vía intravenosa e intramus-cular, pero generalmente podemos ingerirlos por vía oral. Los compuestos más recientes como el Biaxin XL y el Zithromax, ofrecen la ventaja de que solo tienen que tomarse una vez al día.

A diferencia de los antibióticos betalactámicos, los cuales destruyen las bacterias, evitando así que se formen en las pare-des de las células, los macrólidos impiden que las bacterias fabriquen proteínas, retardándolas, para que las defensas natu-rales del organismo puedan mantenerlas bajo control. Por lo tanto, los macrólidos se consideran generalmente como bacte-riostáticos antes que bactericidas. Los macrólidos son versátiles y se utilizan con frecuencia en el tratamiento de infecciones bacteriales del tracto respiratorio como la bronquitis.

La cuarta clase de antibióticos utilizados para las infecciones respiratorias son las quinolonas. Estos agentes fueron utilizados originalmente para tratar infecciones del tracto urinario, pero han sufrido una serie de modificaciones que han conducido a múltiples generaciones de estos medicamentos; los más recientes son extremadamente eficaces en el tratamiento de las bacterias que causan infecciones respiratorias. Estos agentes pueden ser suministrados por vía oral o por inyección. Algunos ejemplos comunes son el Levaquin, el Tequin y el Avelox. Se recetan para la garganta estreptocócica (cuando se presenta una alergia a la penicilina), bronquitis, neumonía y sinusitis.

Vacunas:
El "Pinchazo" que le Puede Salvar la Vida

Aunque los científicos no han podido desarrollar una vacuna para el resfriado, existen inmunizaciones efectivas y seguras tanto para la influenza como para la neumonía.

Cada vez que usted se expone a un virus específico, el organismo desarrolla anticuerpos para combatir la infección. Cuando usted se recupera, su organismo retiene la capacidad para fabricar estos anticuerpos con rapidez, inmunizándolo contra otra infección proveniente del mismo virus. Sin embargo, el virus que causa la influenza experimenta cambios genéticos todos los años, así que los anticuerpos existentes no siempre reconocen la nueva configuración genética de la actual cepa de gripe. Cuando los cambios son pequeños, se le llama desviación antigénica, y el brote de gripe será leve durante ese año.

Si los cambios genéticos son considerables, se le llama mutación antigénica, y cuando así sucede, como ocurrió con la gripe de Hong Kong en 1968, la enfermedad es severa y se propaga a nivel mundial. Cada año, los científicos de la Organización Mundial de la Salud y de los Centros para el Control y Prevención de Enfermedades tratan de anticiparse a las nuevas cepas

¿QUIÉNES DEBERÍAN VACUNARSE CONTRA LA GRIPE?

- Personas mayores de 50 años.
- Niños entre seis y 23 meses.
- Mujeres que estén encintas durante la temporada de la influenza.
- Personas entre los seis meses y los 49 años con cualquiera de las siguientes condiciones:
  - Desorden pulmonar crónico (asma o EPOC).
  - Enfermedad coronaria crónica.
  - Enfermedades crónicas de la sangre (anemia depranocítica).
  - Enfermedades renales crónicas.
  - VIH.
  - Diabetes.
  - Niños o adolescentes que reciban terapias prolongadas con aspirina.
  - Residentes en hogares para ancianos.
  - Individuos que puedan transmitir la influenza a personas vulnerables.
  - Familiares de personas con alto riesgo.

de influenza. Cada vacuna anual contiene anticuerpos para tres de las cepas más nuevas y comunes que los médicos han podido identificar con antelación.

En 2004, la vacuna contra la gripe contenía la cepa fujiana recientemente identificada, que producía una gripe más severa que la de otros años recientes. En 2005, los médicos exploraron la posibilidad de incluir los antígenos de la gripe aviar o de las aves, una modalidad bastante virulenta del virus de la gripe. Se requieren doce meses de intensos esfuerzos para cultivar las nuevas cepas, hacerlas crecer en cultivos de huevos, y procesarlas para su uso. La vacuna es enviada a los médicos a comienzos de octubre, y se recomienda que la vacunación comience a finales de octubre y noviembre.

La inmunidad dura de cuatro a cinco meses y se debilita con el paso del tiempo. Como los ancianos pertenecen al segmento de la población con mayores probabilidades de desarrollar complicaciones que amenacen sus vidas, algunos médicos recomiendan una segunda vacuna de refuerzo en diciembre para este grupo vulnerable hasta que termine la temporada de la gripe, en las últimas semanas de febrero.

Actualmente existen dos formas de vacunas contra la gripe: la trivalente (que significa "tres cepas"), un virus inactivo de la influenza indicado para personas de cualquier edad y suministrado por medio de inyección; y la trivalente viva, la influenza atenuada, conocida como LAIV, que es suministrada con un spray nasal y es recomendada para personas saludables entre los seis y los 49 años.

Los últimos parámetros para las vacunas contra la gripe fueron expedidos en 2004, y aumentaron de manera significativa las recomendaciones del CDC para las personas que deberían vacunarse.

Desafortunadamente, en 2004, la mitad de las 90 a 100 millones de unidades de vacunas que fueron desarrolladas, presentaron contaminación bacterial y no pudieron utilizarse. Hubo una explosión de pánico, y muchas personas hacían filas largas para recibir las pocas inyecciones disponibles. Después de haberles rogado a mis pacientes para que vinieran a vacunarse contra la gripe durante varios años, me convertí repentinamente en la persona más popular de mi vecindario. Todos mis pacientes, amigos, vecinos, incluso el empleado de la lavandería, me pidieron la vacuna contra la gripe. Eventualmente la mayoría de los individuos con alto riesgo recibieron la protección contra la influenza, y espero que esa mayor conciencia me permita convencer más fácilmente a mis pacientes, amigos, y familiares para que vengan a vacunarse.

La vacuna contra la gripe ofrece una protección segura y

efectiva. Puede causar dolor leve y enrojecimiento leve alrededor de la zona inyectada que desaparece dentro de las 24 horas iniciales. La vacuna no transmite la enfermedad, pero debido a la reacción del cuerpo al virus, puede ocasionar síntomas leves y breves semejantes a los de la gripe. Sin embargo, todavía existe una gran reticencia a vacunarse. Solo el 65 por ciento de las personas mayores de 65 años se vacuna contra la gripe. Entre los jóvenes adultos, solo el 12 por ciento de quienes tienen riesgo de sufrir complicaciones se protege con la vacuna anual contra la gripe.

Detrás de la Crisis de Vacunación: la Próxima Década

En septiembre de 2004 se descubrió que la mitad de las 90 a 100 millones de vacunas contra la gripe disponibles estaban contaminadas con bacterias. La gran escasez de esta vacuna fue recibida con desconcierto por los profesionales de la salud, pero no con sorpresa. Durante más de una década, los virólogos y los expertos en salud pública habían advertido que el sistema de producción de vacunas tenía muchas fallas: era una mezcla potencialmente letal de tecnología antigua, precios viejos y políticas erróneas.

La producción de vacunas no ha cambiado mucho desde el siglo XIX, cuando Aventis comenzó la producción comercial de vacunas en Pennsylvania, estado que fue escogido por ser el principal productor de huevos del país.

Cada año, millones de huevos fertilizados son inoculados con una de las tres cepas virales. Los huevos son incubados varios días, y se transforman en pequeñas fábricas de gripe a medida que el virus responde con rapidez. Las claras de huevo, ricas en virus, son extraídas, concentradas, e inactivadas (o matadas) por detergentes. Luego, las tres cepas se combinan en una sola vacuna, que se distribuye a médicos, hospitales y otros centros de salud después de ser ensayada y aprobada por la FDA.

La vacuna contra la influenza contiene inmunógenos, que son componentes inactivos del virus de la gripe. Las células inmunes del cuerpo reaccionan contra agentes semejantes a la gripe y comienzan a producir anticuerpos, los cuales se adhieren a las puntas utilizadas por los virus para entrar a una célula, evitando que las ataquen y destruyan.

Cada huevo produce de una a dos dosis de la vacuna, y tarda de seis a ocho meses en producir la cantidad necesaria para satisfacer nuestras necesidades. En cada una de las decenas de etapas de este proceso pueden presentarse varias situaciones imprevistas. Por ejemplo, siempre hay un poco de ansiedad en torno a la disponibilidad de los millones de huevos que se necesitan para producir la vacuna.

A pesar de las obvias desventajas de esta tecnología antigua, los altos costos, las pocas ganancias, y el riesgo creciente de demandas legales ofrecen pocos incentivo para el cambio. Desde, la creación de la Ley para la Inmunización Infantil en 1992, el Gobierno compra el 55 por ciento de las existencias de la vacuna a precios muy reducidos que escasamente cubren los costos de manufactura. Los fabricantes de la vacuna no tienen mejor suerte en el sector privado. Cada año producen decenas de millones de dosis que no son utilizadas y que deben desecharse. Por ejemplo, la compañía farmacéutica Wyeth destruyó 35 millones de vacunas contra la influenza que no se habían utilizado entre 2000 y 2003, algo que generó una pérdida de 50 millones de dólares. Ante la posibilidad de gastar millones de dólares adicionales para actualizar sus instalaciones con el fin de cumplir con los estándares de la FDA, Wyeth decidió concentrarse en vacunas para la meningitis y la neumonía, pues no tienen que fabricarse anualmente.

Es aleccionador pensar que el ingreso anual mundial por concepto de todas vacunas asciende a seis mil millones de dólares, mientras que las ganancias por concepto de los demás medicamentos ascienden a 340 mil millones. Expresado de otra forma, las ganancias mundiales por todas las vacunas equivalen al 60 por ciento de las ventas de Lipitor, un medicamento para reducir los niveles de colesterol en los Estados Unidos.

Las demandas legales contra los fabricantes por concepto de daños también han afectado seriamente la producción de vacunas. Cuando en 1976 estalló la gripe porcina en Fort Dix, el Congreso asumió la responsabilidad por el programa nacional de vacunas. Se entablaron más de cuatro mil demandas contra los fabricantes; setecientas de ellas fueron exitosas, y las multas ascendieron a 100 millones de dólares. A fin de proteger a los fabricantes y al público, el Congreso aprobó en 1986 el Programa Nacional de Compensación para Lesiones por Vacunas. El objetivo era crear un mecanismo para compensar las lesiones legítimas. A diferencia de las compensaciones recibidas por un trabajador en donde las decisiones son inapelables, este programa no es obligatorio, y cualquier parte puede demandar si está en desacuerdo con las decisiones del jurado que revisa las circunstancias médicas referentes a un caso.

Casi todas las demandas contra los fabricantes de las vacunas relacionadas con el thimerosal, un preservativo utilizado desde los años treinta, han trascendido el ámbito legal. En los años ochenta, algunos médicos y padres de familia señalaron que el thimerosal presente en las vacunas causaba un aumento significativo del autismo entre la población infantil. Actualmente hay 300 demandas en curso, las cuales exigen una cifra económica que supera incluso a la venta de todas las vacunas producidas en el mundo. Aún más, el Programa de Compensación por Lesiones solo cubre vacunas pediátricas, pero no para adultos, como es el caso de las utilizadas contra la influenza.

El Congreso ha rechazado en repetidas ocasiones la aprobación de una legislación que indemnizaría a los fabricantes de vacunas o que limitaría por lo menos su responsabilidad. Hace 30 años había 25 grandes fabricantes de vacunas. Actualmente solo hay cinco, y apenas dos de ellos producen vacunas contra la influenza en los Estados Unidos. Dado el clima económico y legal, no es de sorprender que los nuevos esfuerzos para la producción de nuevas vacunas contra la influenza hayan tardado en llegar a los Estados Unidos.

En Europa, tanto las compañías más antiguas como las nuevas firmas de bioingeniería están trabajando para remplazar la producción de vacunas a base de huevos por técnicas de cultivos de células, las cuales han sido utilizadas exitosamente en la producción de vacunas contra la viruela. Mientras que un solo huevo puede suministrar de una a dos dosis de vacuna contra la gripe, los cultivos de células pueden ofrecer enormes cantidades de virus. Otra gran ventaja es que el cultivo del virus de una célula cultivada toma menos tiempo, de tal modo que se podrían producir vacunas en cantidades que satisfagan las necesidades anuales. Lo cierto es que se necesitará tiempo y dinero para desarrollar una vacuna contra la gripe basada en cultivos de células. Se calcula que el costo superaría los 250 millones de dólares y que la FDA tardaría de tres a cuatro años en aprobarla.

Lo anterior ya está en curso. Baxter International está planeando utilizar tecnología celular para producir una vacuna contra la gripe en la República Checa con las mismas técnicas empleadas exitosamente en la producción de vacunas contra la viruela. Baxter piensa lanzar la vacuna en Europa en 2006, y espera que sea aprobada ese mismo año en los Estados Unidos. Chiron se encuentra en la Etapa III de los estudios para el desarrollo de una vacuna con cultivos celulares y espera lanzarla al mercado europeo en 2007.

La escasez de vacunas contra la gripe que hubo en 2004, y la amenaza de una pandemia de gripe aviar, han centrado la atención que tanto se necesita en los problemas que tiene el sistema de producción y distribución de vacunas contra la influenza. Estos peligros, que son bastante reales, podrían ser la motivación real para que pasemos de la actual producción de

vacunas pertenecientes a la época de las calesas tiradas por caballos, a la era inalámbrica.

La Vacuna Contra la Neumonía: la "Otra" Vacuna

Durante la escasez de vacunas contra la gripe acaecida en 2004,
pude convencer finalmente a muchos de mis pacientes y amigos
para que recibieran otra vacuna importante que ofrece protección contra la neumonía bacterial. La neumonía combinada con
la gripe es la sexta causa de mortalidad en los Estados Unidos y
es la infección respiratoria más grave que existe en la actualidad. La mayoría de las neumonías bacteriales son causadas por
diferentes formas de bacterias estreptocócicas. La vacuna contra la neumonía contiene 23 cepas diferentes de estreptococo
causante de enfermedades y ha sido uno de los avances médicos
más importantes y subutilizados de los últimos veinte años.
Los parámetros actuales recomiendan que las personas con problemas de salud y las mayores de 65 años reciban esta vacuna.
Generalmente, la dosis única ofrece inmunidad para toda la
vida. Si una persona menor y de alto riesgo recibe esta vacuna,
una segunda dosis suministrada diez años después mantendrá
un alto nivel de inmunidad por el resto de la vida.

La vacuna contra la neumonía es bien tolerada y no presenta
síntomas molestos; es barata y está incluida en prácticamente
todos los seguros de salud. Pero a pesar de estas ventajas, menos del 50 por ciento de las personas mayores de 65 años han
recibido esta vacuna. Lo que es más inquietante aún, solo el
12 por ciento de los adultos entre los dieciocho y los cuarenta y
nueve años que presentan alto riesgo de neumonía han recibido
esta vacuna que puede salvarles la vida. Si usted recuerda solo
un consejo de este libro y pertenece al grupo de personas que
deberían recibir la vacuna contra la neumonía, por favor siga las
recomendaciones para obtener esta importante vacuna.

¿QUIÉNES DEBERÍAN RECIBIR LA VACUNA NEUMOCÓCICA?

- Personas de cualquier edad con enfermedad pulmonar crónica (asma, EPOC), enfermedad cardiaca, desórdenes renales, anemia depranocítica o diabetes.
- Pacientes que se estén recuperando enfermedades graves.
- Personas que vivan en hogares para ancianos o en otras instalaciones de cuidados permanentes.
- Personas mayores de 65 años.

Verdugos de la Gripe: Medicamentos que Atacan el Virus de la Gripe

La influenza es una de las pocas infecciones virales para la cual existen medicamentos específicos divididos en dos categorías: la amantidina y la rimantadina, utilizadas en la prevención y tratamiento de la gripe causada por los virus de la influenza A, aunque no por los de la influenza B. Pueden utilizarse de manera preventiva en personas que no se han vacunado contra la gripe, o también para aumentar la inmunidad de personas especialmente vulnerables a la gripe. A este grupo pertenecen las personas mayores de 70 años, quienes tengan serios problemas de salud, como por ejemplo, pacientes de quimioterapia, que reciban oxígeno o tengan incapacidades. Estos medicamentos necesitan tomarse diariamente mientras dure el brote de la gripe, generalmente de seis a ocho semanas. Si la gripe se desarrolla, estos dos medicamentos pueden utilizarse de tres a siete días para reducir síntomas y acelerar la recuperación. Varios estudios han demostrado que su uso ofrece una reducción del 50 por ciento en las señales y síntomas de la gripe. La amantidina puede causar insomnio, ansiedad y nerviosismo, pero la rimantadina es igualmente efectiva y parece tener menos efectos colaterales.

El oseltamavir (su nombre comercial es el Tamiflu) y el zana-mivir (su nombre comercial es Relenza), son inhibidores de la neuraminidasa que realmente inhiben la reproducción tanto de la influenza A como de la B. Pueden utilizarse para la preven-ción y tratamiento de ambos tipos de influenza. El oseltamavir puede causar problemas gastrointestinales en un pequeño nú-mero de pacientes. El zanamivir no debe ser utilizado por per-sonas que tengan asma y EPOC, ya que puede producir dificultad respiratoria y una disminución en la función pulmo-nar. Así como la amantidina y la rimantidina, estos dos antivira-les pueden utilizarse para prevenir la infección, o para tratarla si se ha presentado.

Todos los medicamentos antivirales deben tomarse dentro de las 48 horas iniciales de la infección. Si no se ha vacunado contra la gripe, pregúntele a su médico acerca de la convenien-cia de tomar un suplemento de Tamiflu, que afecta las cepas A y B, para combatir los síntomas de la gripe cuando se manifieste.

Terapia Nutricional: Comer para Curarse

"¿Alimentar un resfriado es hacer morir de hambre a una fie-bre?" El asunto no es tan sencillo. Durante una infección, el cuerpo necesita nutrientes y fluidos para mantener la fortaleza y la inmunidad. Los médicos recomiendan ocho vasos de agua al día cuando no se padece ninguna enfermedad, pero cuando se presenta alguna, se necesita aumentar el consumo de líquidos. El cuerpo necesita líquidos para reemplazar el agua que se ha perdido a causa de la fiebre, así como para adelgazar el moco. Entre estos se encuentra el agua, el té (caliente o frío), los jugos y las gaseosas dietéticas.

El agua es benéfica, bien sea fría o caliente. El cuerpo ab-sorbe el agua fría con mayor facilidad, mientras que los líquidos calientes disuelven el moco.

La sopa de pollo y vegetales, la "penicilina judía," ha sido un tratamiento tradicional para el resfriado. Suministra proteínas fácilmente digeribles, mientras que el caldo caliente adelgaza el moco de las vías respiratorias. Diversos estudios que se han realizado recientemente han mostrado que la sopa de pollo realmente tiene un efecto antiinflamatorio. La mayoría de los síntomas comunes de una infección respiratoria se deben al proceso inflamatorio ocasionado por el virus. Los resfriados se asocian con la producción de glóbulos blancos llamados neutrófilos, los cuales están relacionados con un aumento de la producción de moco. El doctor Steve Renard, mi colega y amigo de la Universidad de Nebraska, descubrió que la sopa de pollo realmente inhibe la producción de neutrófilos y que probablemente genera una disminución en la producción de moco.

La sopa de pollo caliente no es el único líquido caliente que sirve para las infecciones respiratorias. Varios tipos de té caliente pueden ser una buena fuente de humedad y antioxidantes (sustancias que protegen contra los oxidantes como los radicales libres), mientras que el calor puede adelgazar el moco. Adicionalmente, el té contiene teobromina, un broncodilatador natural que mitiga la tos. La miel y el limón que se le agregan al té tienen beneficios adicionales. Ambos ofrecen una función antibacterial moderada y un alivio inmediato a la garganta. El limón disuelve una parte del moco que contiene virus y bacterias, mientras que la miel recubre y alivia los tejidos inflamados y lastimados. Yo recomiendo tres o cuatro tazas de té caliente al día cuando la persona tiene una infección respiratoria, y les sugiero a los amantes del café que beban té mientras persisten los síntomas. Los altos niveles de ácidos y cafeína que tienen incluso los cafés más selectos pueden causar acidez estomacal o ansiedad, especialmente si se combinan con aspirina y descongestionantes.

Los alimentos fríos como sorbetes, helados y pudines tienen propiedades benéficas si usted tiene dolor de garganta o molestias estomacales. Los alimentos fríos son digeridos con mayor facilidad si se presentan problemas gastrointestinales además de un resfriado o gripe. La temperatura fría también puede anestesiar temporalmente la irritación en la garganta, a la vez que suministra líquidos que se absorben fácilmente. Otros alimentos que son digeridos sin problemas y que pueden hacer parte de su menú son las tostadas, los cereales calientes o fríos y los huevos revueltos.

En el otro espectro de la balanza, algunos médicos como mi amigo Irwin Ziment de UCLA, recomiendan platos con especias para reducir la congestión de moco. El Dr. Ziment cree que los alimentos como la mulligatawny (una sopa hindú agridulce), o un Bloody Mary con rábanos picantes pueden ser útiles en la descongestión del seno paranasal.

Hidroterapia: Curación con Agua

Mi mamá decidió que la mejor forma de celebrar sus 70 años era con un viaje a la China. Ella, que es bastante audaz, escaló la Muralla China, se cayó y regresó con la rodilla inflamada. Los rayos X mostraron que no había sufrido ningún daño real, y su médico le sugirió descansar y aplicarse paños fríos en la zona lastimada. Pocos meses después sintió dolor y rigidez en la espalda y visitó al mismo médico, quien le recomendó paños de agua caliente. Y en primavera, estación en que aparecen las alergias de la temporada, el alergista le recomendó baños con agua caliente para despejar los senos paranasales. Me llamó y se quejó: "Otra vez agua." ¿Qué les pasa a ustedes los médicos? Primero agua fría, luego agua caliente. ¿No pueden pensar en otro tratamiento diferente al agua?"

El agua no parece causar una impresión muy favorable, pero en formas y temperaturas diferentes, tanto el agua como la hidroterapia pueden ofrecer una ayuda significativa para una gran cantidad de problemas de salud. Del vapor al hielo, el agua puede ofrecer una ayuda invaluable en las infecciones respiratorias. El vapor, bien sea mediante un sauna, un sauna portátil o con un simple baño de agua caliente, derrite el moco seco y endurecido, y reduce la congestión. Bañarse con agua tibia ayuda a disminuir la fiebre. En el otro espectro de la balanza, las compresas de hielo pueden ofrecer un alivio temporal al dolor y a la inflamación producida por las infecciones del seno paranasal, mientras que los helados ofrecen alivio para la irritación de garganta. El organismo absorbe con mayor facilidad el agua fría que los líquidos a temperatura ambiente.

Los lavados con sal en la nariz y garganta pueden ser útiles para aliviar las infecciones respiratorias superiores, ya que disuelven el moco cargado de bacterias y realmente son una parte importante en el tratamiento de la sinusitis crónica. Usted puede aprovechar los beneficios de los enjuagues con sal de tres formas diferentes: preparando su propia mezcla con un cuarto de una cucharadita de sal disuelta en una taza de agua caliente y utilizar un aplicador nasal que puede conseguir en cualquier farmacia, aplicar la solución en la nariz, dejar que penetre, y sonarse con suavidad. Los sprays disponibles en el mercado le evitan preparar la mezcla y llenar el aplicador. En casos de sinusitis crónicas, los nebulizadores electrónicos irrigan la nariz con sal y otros medicamentos. Esta es la opción más costosa, pero está cubierta por casi todos los seguros de salud para la sinusitis crónica. Estos tratamientos deben realizarse en el lavamanos.

Las gárgaras con lavados con sal eliminan varias capas de moco llenas de virus que están en la garganta, y alivian la congestión y la inflamación. Es cierto que no son un remedio definitivo para una garganta resfriada o irritada, pero ofrecen un alivio bienvenido e inmediato, y pueden reducir la duración de la infección si usted disminuye la cantidad de bacterias y virus que están en las vías respiratorias. Simplemente agregue media cucharadita de sal de cocina a una taza de agua caliente, haga gárgaras durante diez segundos, expulse de la boca y enjuague con agua fría. Aunque suena bastante simple, usted se convertirá en un creyente cuando lo ensaye.

Los humidificadores portátiles pueden ser parte de la hidroterapia. El aire frío y seco irrita las vías respiratorias, aumentando el riesgo de infección. Los humidificadores portátiles pueden aliviar la congestión nasal cuando se presenta un resfriado. Son útiles para los adultos y muchos pediatras los consideran esenciales para los niños. Si se utiliza un humidificador portátil, es importante seguir ciertas las normas sencillas de seguridad, como las descritas a continuación:

· No deje agua sin utilizar en el tanque.
· Lave el tanque todos los días y séquelo antes de llenarlo con agua fresca.
· Si está utilizando alguna sustancia para limpiar el tanque, enjuague varias veces con agua fresca antes de encender el aparato.
· Utilice un higrómetro (disponible en ferreterías) para medir la humedad de su casa. Aunque la humedad inferior al 35 por ciento puede secar y producir irritación de las vías respiratorias, el exceso de humedad en el aire también ocasiona otros problemas. Una humedad interior superior al 50 por ciento puede generar el crecimiento de moho, bacterias y ácaros que pueden aumentar los problemas respiratorios.
· Evite la humedad en las zonas cercanas al humidificador. Revise la humedad en tapetes, alfombras y muebles que están cerca del aparato.
· Por último, desconecte siempre el humidificador antes de limpiarlo y llenarlo con agua fresca.

Suplementos para el Cuidado de la Gripe y el Resfriado

El valor de los suplementos para resfriados, gripes y otras infecciones respiratorias está marcado por un interés y una confusión mayores que los que existen con respecto a todos los demás tratamientos combinados. Las vitaminas, las hierbas, las flores, los minerales y los aminoácidos siempre se han ofrecido como alternativas naturales. Cuando se escogen estos remedios,

es importante reconocer tanto sus ventajas como sus desventajas. Es igualmente importante solicitar y esperar estudios sólidos que demuestren la capacidad que tienen estas sustancias
para combatir la enfermedad. De todo el espectro de las opciones naturales, hay cinco que han sido ampliamente estudiadas.

EQUINÁCEA: También llamada snakeroot o aciano, la equinácea pertenece a la familia de las margaritas. Los indios de las
Grandes Llanuras utilizaron la equinácea como té y emplastos
como su remedio principal durante varios siglos. Hay tres especies que están aprobadas para su uso médico en Europa, y solo
en Alemania se recetan más de un millón de prescripciones
anuales con equinácea. ¿Un millón de alemanes pueden estar
equivocados?

Hay estudios divergentes sobre el valor o efecto que tiene la
equinácea en la prevención y tratamiento de los resfriados. Sus
defensores creen que la equinácea estimula de algún modo el
sistema defensivo del organismo. Algunos médicos sugieren
que esta planta incrementa la fagocitosis, es decir, el proceso
mediante el cual los glóbulos blancos se alimentan de los virus y
bacterias invasores. Otros sostienen que la equinácea podría fo-
mentar la producción de interferón, una sustancia natural y letal
que produce nuestro organismo. Sin embargo, son solo teorías,
y las pruebas más recientes y completas no han podido demostrar que la equinácea sea benéfica.

Los que creen en sus poderes curativos piensan que parte de
la confusión sobre su valor proviene de la falta de uniformidad
en los productos actuales. Algunos remedios con equinácea son
elaborados con el tallo, mientras que otros utilizan las raíces, o
incluso una mezcla de todas las partes de la planta. En cualquier
caso, la equinácea tiene pocos efectos colaterales, salvo en personas con alergias al polen. Es difícil recomendar un producto
cuando la estandarización es tan pobre, pero debido a que tiene
pocos efectos colaterales, yo no les prohibiría a mis pacientes el
consumo de equinácea, siempre y cuando tomen otros medica-

mentos como antiinflamatorios, antihistamínicos y descongestionantes, los cuales han demostrado mejorar los síntomas y prevenir las complicaciones.

ZINC: El zinc es un micronutriente necesario en una dieta saludable. La dosis diaria recomendada es de 12 a 15 mg, cantidad que está presente en una porción de carne roja o de ave, leche o huevos. En estos tiempos de dietas altas en proteínas y bajas en carbohidratos, es difícil pensar que existe una deficiencia de zinc lo suficientemente amplia como para que se lo considere un problema de proporciones nacionales. Sin embargo, varios experimentos clínicos indican que el zinc puede prevenir y reducir la duración de un resfriado. En un estudio realizado en Inglaterra y publicado en *Annals of Internal Medicine,* los voluntarios que tomaron pastillas tuvieron resfriados que duraron cuatro días, mientras que los voluntarios que no tomaron zinc presentaron estornudos y mocos en la nariz durante ocho días. El spray nasal de zinc mostró beneficios similares. Un estudio realizado en la prestigiosa Clínica de Cleveland señaló que las personas que utilizaron el zinc en spray redujeron la duración de su resfriados de seis a tres días.

Sabemos que el rinovirus utiliza un compuesto llamado molécula de adhesión intracelular (ICAM-1) para adherirse y entrar a nuestras células. Se cree que el zinc interfiere con la producción de ICAM-1, previniendo así la reproducción viral. Otros estudios sugieren que el zinc podría fortalecer las membranas celulares contra la invasión viral. Aunque otros estudios clínicos no arrojaron beneficios, existe la suficiente información sobre la actividad del zinc a nivel molecular como para que los médicos se sientan seguros de recomendar este mineral en el tratamiento del resfriado.

Se utilizan dos clases diferentes de compuestos de zinc para los resfriados: el gluconato de zinc, que tiene un sabor desagradable, y el acetato de zinc, que no tiene sabor. Se han realizado estudios que arrojan opiniones opuestas sobre la modalidad más efectiva, pero no existe una respuesta concluyente. La mayoría de los productos disponibles utilizan el gluconato de zinc. Los productos a base de este mineral para el cuidado de la gripe se encuentran disponibles en cuatro presentaciones:

Spray Nasal: Rociar zinc en el interior de la nariz ofrece un tratamiento directo a las células, que son las primeras en ser atacadas por el virus del resfriado, y si se previene la reproducción, es posible que el resfriado no se siga desarrollando. El zinc en spray son particularmente efectivos cuando se utilizan tan pronto aparecen los síntomas de la gripe como el leve carraspeo en la garganta o los primeros estornudos. El zinc en spray puede utilizarse cada dos horas para retrasar el desarrollo del resfriado.

Hisopos Nasales: Aunque parecen simples copitos de algodón, están saturados con una dosis de gluconato de zinc. Este mineral que combate a los virus, recubre los tejidos nasales donde crecen los virus del resfriado. El zinc asciende cada vez más en las cavidades nasales a medida que usted inhala, y se recomienda aplicarlo cada dos o cuatro horas.

Pastillas de Zinc: Estas tabletas o bolitas que parecen dulces liberan lentamente el zinc en la garganta irritada y afectada por los virus. Es allí donde el virus se reproduce con rapidez en las fases tempranas de un resfriado, produciendo dolor e inflamación, y enviando nuevas partículas a las vías respiratorias inferiores. Se cree que el consumo de pastillas de zinc cada pocas horas retarda la reproducción, y algunos experimentos clínicos señalan que tanto el grado de los síntomas del resfriado como su duración se reducen con el uso de zinc. Se recomienda ingerir pastillas que contengan de 10 a 25 mg de zinc.

Píldoras de Zinc: No se recomienda el uso de esta modalidad de zinc, ya que puede causar náuseas, toxicidad, y no conducen este mineral directamente al sistema respiratorio, donde crecen los virus. Evite su consumo.

El tratamiento del resfriado con zinc ha producido náuseas, especialmente si se excede la dosis recomendada. No ingiera zinc con el estómago vacío ni con jugos cítricos a fin de evitar problemas.

Vitamina C: También conocida como ácido ascórbico, esta vitamina es soluble en agua. Una dieta baja en vitamina C está relacionada con una menor inmunidad y con sangrado en las encías, una condición que se conoce como escorbuto, descrita ya en antiguos textos egipcios, griegos y romanos. Fue la principal causa de enfermedad en la guerra civil estadounidense, en la exploración del Polo Norte y entre los navegantes que realizaron largos viajes. James Cook, el marinero inglés del siglo XVIII, fue una de las primeras personas en reconocer y demostrar que el escorbuto podía prevenirse con una dieta rica en vegetales.

En los años 70, el doctor Linus Pauling, quien recibió dos veces el premio Nóbel, escribió un libro muy controvertido en el que decía que las altas dosis de vitamina C podían prevenir y aliviar los resfriados. La publicación de ese libro suscitó cientos de estudios. Ahora, más de 30 años después, no hay una evidencia clara que demuestre que la vitamina C es la ansiada cura para un resfriado. Los estudios más recientes y cuidadosos indican que esta vitamina puede reducir hasta cierto punto la duración de un resfriado y hacer que los síntomas sean menos severos, pero ningún estudio ha demostrado que el consumo de vitamina C tenga efectos profilácticos.

En términos estadísticos, las diferencias entre las personas que consumen vitamina C y aquellas que no lo hacen son pequeñas, pero el impacto puede ser mucho más notorio en términos individuales. Los defensores de la vitamina C sugieren que algunos de los más de 200 virus de resfriado pueden verse afectados por la vitamina C, mientras que otros no, y esta diferenciación ha contribuido a estudios que muestran resultados contradictorios.

Tomar un vaso de jugo de naranja cuando aparecen los primeros síntomas de un resfriado es algo que se ha convertido en un reflejo automático, y aunque no conocemos la efectividad que pueda tener la vitamina C en el tratamiento o cuidado del resfriado, lo cierto es que tampoco esta contraindicada. Una infección viral como un resfriado puede crear estrés oxidativo en el organismo, lo que genera el desarrollo de radicales libres indeseables. La vitamina C es un antioxidante poderoso, y puede reducir por tanto los radicales que ya estén formados, así como bloquear el desarrollo de otros nuevos.

Un vaso de jugo de naranja es altamente nutritivo. Suministra vitaminas, líquidos y calorías fácilmente digeribles, lo que hace que sea una excelente opción para el resfriado. Al contrario, las dosis excesivamente altas de suplementos de vitamina C recomendadas para la prevención del resfriado pueden suponer problemas para la mayoría de los médicos. Los defensores de la vitamina C sugieren dosis diarias de 1000 a 3000 mg, lo que equivale a una cantidad de 15 a 50 veces mayor que la dosis diaria recomendada, equivalente a 60 mg.

Estos altos niveles de vitamina C pueden caerle mal a su estómago. Recuerde que la vitamina C es ácido ascórbico, y este nivel de acidez puede producir una sensación de agriera e indigestión. Aunque no siempre podamos demostrar su efectividad contra los resfriados, sabemos que estos niveles de vitamina C sí causan diarrea. Adicionalmente, los altos niveles de vitamina han demostrado producir estrés antioxidante, justamente lo contrario de lo que deseamos. Algunos investigadores han sugerido que el fracaso de las pruebas clínicas con la vitamina A y la E para reducir la enfermedad cardiaca y el cáncer podría estar relacionado con el aumento indeseado de los radicales libres.

En materia de resfriados, he descubierto que algunos de mis pacientes cifran demasiadas esperanzas en la vitamina C y no aprovechan los beneficios demostrados que tienen los medicamentos antiinflamatorios, los antihistamínicos y los descongestionantes que sabemos que funcionan de manera muy eficaz. Yo preferiría que usted ingiriera vitamina C de manera natural, es decir, en un vaso grande de jugo naranja. Si quiere tomar vitamina C, no consuma más de 250 a 500 mg diarios durante el resfriado.

BAYA DEL SAÚCO: Esta baya de color rojo oscuro ha sido utilizada como una bebida terapéutica durante varios siglos. Los romanos cocinaban varias tazas de bayas maduras de saúco como un remedio para la gripe. Algunos estudios han demostrado que una infusión con bayas maduras de saúco puede reducir los síntomas de la gripe. Sin embargo, se debe tener en cuenta que las hojas, ramas, corteza, raíces, y bayas verdes de la planta son venenosas. Sin embargo, yo sugiero evitar esta terapia alternativa, pues no hay forma de saber qué ingredientes contienen las preparaciones disponibles en el mercado.

RAÍZ DE CANADÁ: También conocido como goldenseal, su nombre original en inglés, este antiguo remedio crece de manera natural en los bosques de Norteamérica. Era utilizado por los indios cherokee para limpiar heridas y lavarse los ojos. Los botánicos creen que aumenta la inmunidad y lo recomiendan para la irritación de la garganta y la diarrea. Sin embargo, pocos estudios investigativos respaldan esta creencia. El goldenseal ha demostrado aumentar la presión sanguínea, producir náuseas e incluso convulsiones. También podría interferir con la coagulación de la sangre; las mujeres embarazadas deben evitar su consumo.

Todo Junto

Cada vez que voy a una farmacia, sé que si voy a la sección de los medicamentos para la gripe y los resfriados, veré a alguien inspeccionar ansiosamente los estantes. Luego de toser y estornudar, la persona toma un medicamento, lee la etiqueta, la deja de nuevo en su sitio y saca otra. Este capítulo ofrece la información necesaria para que usted nunca se comporte de ese modo, explica el funcionamiento de cada producto y por qué es recetado o recomendado. Usted también encontrará un minucioso plan de tratamiento para cada infección respiratoria en los capítulos siguientes, y pase así menos tiempo en la sección de los medicamentos para la gripe y el resfriado. Las listas explican cuáles componentes necesita usted y el modo más indicado para tomarlos.

El Kit Básico del Buen Doctor para la Gripe y Resfriados

Cuando se desarrolla una gripe o resfriado, es importante tener una buena existencia de suplementos necesarios para tratar los síntomas. Cuando siente la cabeza como un tronco de madera y estornuda compulsivamente, lo último que usted desea es salir de casa en busca de descongestionantes y de una sopa de pollo. Yo recomiendo llenar una caja con todos los productos que usted y su familia podrían necesitar cuando los gérmenes lleguen a su casa. En esta caja usted debería tener:

- Acetaminofeno, ibuprofeno o aspirina.
- Una variedad de pastillas para la tos: sencillas, de mentol y fortificadas con un supresor para la tos.
- Antihistamínicos.
- Descongestionantes en píldoras y en spray.
- Una mezcla de medicamentos para el cuidado del resfriado y la gripe que pueda llevar en el bolso o maletín.
- Jarabe para la tos.
- Pastillas de zinc y spray nasal.
- Enjuague nasal salino.
- Un paquete con sal y un recipiente para el spray nasal.
- Un termómetro digital.

- Tabletas de vitamina C de 250 mg.
- Limpiador de manos sin agua.
- Spray para la limpieza del hogar.
- Toallas.
- Sopa de pollo.
- Té en bolsitas.
- Ginger ale y cola dietética.

Si usted tiene hijos menores de 12 años, también debería conseguir:

- Acetaminofeno o ibuprofeno para niños (no aspirina)
- Jarabe para la tos (para niños)
- Antihistamínicos para niños
- Descongestionantes para niños
- Soluciones para el reemplazo de fluidos
- Bombones sin azúcar
- Bulbos nasales pediátricos
- Humidificador para el cuarto
- Termómetro rectal
- Libreta para anotar los medicamentos

CAPÍTULO 4

Curso Básico
sobre Resfriados

Fue un año difícil para la señora Salazar. Vino a mi consultorio debido a una tos persistente y los rayos X mostraron una masa en su pulmón derecho. La cirugía y la quimioterapia habían sido exitosas, pero la terapia intensiva le había cobrado un alto precio a esta mujer de 57 años. Seis meses después regresó a mi consultorio, fuerte y saludable, acompañada por una de sus tres hermosas hijas, quien estaba alegre por la recuperación de su madre pero que sufría también los embates de una infección en las vías respiratorias inferiores. "¿Podría hacer algo por ella?," me preguntó la señora Salazar poniendo su mano en los hombros de su hija "Si usted me curó el cáncer, ¿por qué no podría curar una simple gripe?"

Esa es una buena pregunta. Según la Encuesta Nacional de la Salud, los estadounidenses sufren 1000 millones de resfriados al año. Por definición, un resfriado es una enfermedad leve y autolimitada. Los adultos contraen de dos a cuatro resfriados al año, pero los niños estornudan y tosen por causa de los seis a ocho episodios de resfriados que tienen anualmente. Aunque los resfriados no suponen graves problemas médicos en términos generales, sí tienen un impacto enorme en nuestra economía, sistema educativo, e incluso en nuestro estilo de vida. Anualmente, los resfriados son responsables por la pérdida de 26 millones de días laborales, y de 3.500 millones de dólares perdidos por concepto de productividad. De hecho, casi el 40 por ciento de todas las ausencias laborales se deben a los resfriados. Estos también afectan el potencial de aprendizaje de nuestros hijos y son responsables por 23 millones de ausencias escolares. Los resfriados también son un problema para los estamentos militares, pues se calcula que el 20 por ciento de los reclutas contraen resfriados durante el entrenamiento básico, mientras que las infecciones respiratorias superiores son un problema considerable durante las operaciones militares. Los resfriados también suelen llegar en momentos inoportunos. He tenido entre mis pacientes a futuras esposas azotadas por los estornudos, a locutores radiales con tos, y hasta a una cantante de ópera que se había quedado afónica justo antes del comienzo de la temporada.

Los resfriados son una parte tan integral de nuestras vidas, que existe todo un vocabulario para describir cada etapa de esta condición. Al comienzo, decimos que nos dio o que contrajimos un resfriado. Cuando los síntomas han progresado, decimos que estamos combatiendo el resfriado. Cuando padecemos de tos y congestión decimos que tenemos un resfriado miserable. Y pocos días después de tratar un resfriado, llegamos a la fase final de este.

Los Síntomas del Resfriado

Es probable que usted sienta un poco de indisposición, o que tenga una ligera sensación de frío. Este es la primera señal de que usted puede estar contrayendo un resfriado. Es probable que esta sensación de frío haya contribuido a la idea de que los resfriados son producidos por el clima frío.

Los síntomas cardinales de un resfriado son los estornudos,

la nariz tapada, garganta irritada y carrasposa, y la tos. También es común que se presente una fiebre leve que no supere los 101 grados Fahrenheit. Los estornudos, el flujo nasal y la congestión se presentan el primer día y aumentan rápidamente su severidad al segundo o tercer día. La tos y la ronquera pueden presentarse en la fase temprana de la afección, en cuyo caso tienden a persistir hasta el final de los síntomas. Algunas personas se quejan de la pérdida de su sentido del olfato o del gusto, de una sensación de presión en los oídos o en los senos paranasales, o que su voz adquiere un tono nasal o ronco debido a que el virus ha inflamado las cuerdas vocales.

Las Causas del Resfriado

Los ocho grupos de virus del resfriado incluyen más de 200 variedades diferentes. Aunque usted desarrollará inmunidad contra un virus determinado después de recuperarse de un resfriado, de todos modos quedan 199 virus que pueden producir tos y estornudos. Casi la mitad de todos los virus de los resfriados pertenecen al grupo *rinovirus,* término proveniente de la palabra griega que significa "nariz." Una forma de rinovirus fue el primer virus del resfriado en ser identificado a comienzos de los años cincuenta. Los más de cien tipos de rinovirus causan problemas durante todo el año y son particularmente comunes a finales del verano y comienzo del año. No es una casualidad que este período coincida con el inicio de la temporada escolar; el rinovirus no solo prefiere esta época, sino que la temporada escolar también ofrece innumerables oportunidades para su crecimiento, ya que las aulas escolares están atestadas con millones de niños.

La segunda causa más frecuente de los resfriados se debe a los coronavirus. Fueron descubiertos en 1965 y reciben su nombre debido a las extensiones en forma de corona que los rodean. Los coronavirus se propagan con las gotas de la tos y los estornudos, y tienden a aparecer a mediados del invierno. Una modalidad de coronavirus fue la causante del SARS en China, una enfermedad fatal semejante al resfriado, que se extendió por todo el mundo y cobró tres mil vidas en 2002.

Los Otros Virus del Resfriado

El *virus sincitial respiratorio* (VSR) tiene forma redonda, con puntas sobresalientes y aparece en el apogeo del invierno. Afecta el tracto respiratorio bajo y ataca principalmente a niños y bebés.

Los *virus de la parainfluenza* son los más grandes de todos los virus del resfriado. Producen resfriados en niños y bebés, y pueden desencadenar crup, bronquiolitis y neumonía.

El *virus Coxsackie* se parece a un cristal octagonal y recibe su nombre de Coxsackie, una población de Nueva York donde produjo una fuerte tos y fiebre a doscientas personas.

El *adenovirus* es una estructura artística con varios lados y puntas redondas. Produce resfriados a finales de invierno, en la primavera y a comienzos del verano, y ocasiona con frecuencia esos resfriados de verano en los que no sabemos si se trata de una alergia o de un resfriado. Casi nunca afecta a personas mayores de quince años, y en los adultos produce enfermedades leves y que no suelen detectarse.

El *echovirus,* un pariente cercano del virus Coxsackie, produce resfriados con fiebre, irritación en la garganta y una tos particularmente severa.

SARS: EL RESFRIADO ASESINO

En noviembre de 2002, una enfermedad respiratoria nueva y severa apareció en Guangdong, una provincia en el sur de China, y en solo seis semanas se propagó a los cinco continentes. Se denomina síndrome respiratorio severo en los adultos (SARS), y comienza con fiebre, tos, y dolor corporal, síntomas semejantes a los

(continúa)

de la gripe. Las víctimas del SARS se enferman de gravedad en un período de tres a cinco días, justo cuando la gripe debería comenzar a ceder. Los pulmones se llenan de líquidos, la fiebre aumenta, y los riñones comienzan a fallar. La tasa de mortandad para personas mayores de 65 años oscila alrededor del 50 por ciento.

La causa del SARS es una cepa nueva y letal del coronavirus, el conocido virus del resfriado. Estos virus puntiagudos suelen causar enfermedades en animales, y enfermedad leve en los seres humanos. El coronavirus causante del SARS se originó en gatos de algalia vendidos en los mercados de animales rurales chinos. Los médicos ya saben que los primeros casos de SARS se presentaron en personas que habían tenido contacto físico con estos gatos en los mercados al aire libre. Luego, y en un viraje que sorprendió a los profesionales de la salud pública de todo el mundo, las primeras víctimas del SARS transmitieron esta enfermedad directamente a sus familiares, amigos, y trabajadores de la salud en los hospitales a los que asistieron en busca de ayuda. Un solo paciente con SARS es sumamente contagioso y puede infectar a decenas de médicos y enfermeros que lo cuiden. Ocho mil personas se enfermaron y 800 murieron antes de que se pudiera controlar esta enfermedad.

Tras la llegada del clima cálido y soleado en la primavera de 2002, el SARS pareció desvanecerse al igual que otras enfermedades de clima frío. Durante el verano, los médicos esperaron con ansiedad señales que demostraran la reaparición del SARS con otros resfriados y gripes de la temporada. Para reducir la posibilidad de recurrencia, los funcionarios chinos en el campo de la salud sacrificaron a los gatos que albergaban el virus y establecieron nuevas restricciones a la manipulación y alojamiento de animales. Hasta la fecha, la vigilancia internacional ha funcionado. El SARS ha permanecido aislado, se presenta con muy poca frecuencia, y está limitado a las personas del sureste asiático que trabajan con animales.

Transmisión de los Resfriados

No solo existen más de 200 virus del resfriado, sino que pueden trasmitirse de varias formas. El rinovirus se propaga a través del contacto directo; es decir, que si usted le da la mano a alguien que esté resfriado y luego se toca la cara, ese contacto puede trasmitir moco cargado de virus de una persona a otra. Usted también puede recibir el rinovirus por el contacto con fomites, objetos inanimados como pomos de puertas o bolígrafos. Los virus del resfriado pueden vivir durante varias horas en pasamanos, toallas o teléfonos. Si usted los toca, sus dedos se contagiarán y el virus entrará directamente a sus tejidos mucosos si se toca la cara, ojos o nariz.

Otros virus como el coronavirus, se propagan en el aire, a través de gotitas cargadas de virus. El aire se llena de gotas cuando una persona infectada estornuda o tose, y la infección puede propagarse cuando las gotas son inhaladas por otra persona.

El Impacto de la Infección

El virus del resfriado se asienta inicialmente en la nariz y comienza a reproducirse en las células de las vías respiratorias superiores. El virus del resfriado tiene una forma un tanto inusual para causar enfermedad en el organismo. Cuando la mayoría de los virus entran al cuerpo, estos ingresan a las células, se reproducen, y miles de los virus recién formados salen de la célula muerta. Por el contrario, la mayoría de los virus del resfriado no destruyen las células sino que entran en ellas y se reproducen, pero las células permanecen vivas y enteras. Los virus del resfriado causan síntomas porque su presencia hace que el cuerpo produzca componentes inflamatorios llamados cininas o mediadores, incluyendo las prostaglandinas y la histamina.

La bradicinina y los leucotrienos son mediadores que pro-

CUENTO DE VIEJAS NÚMERO I: BESARSE PRODUCE RESFRIADOS

Cuando se tiene un resfriado, el contacto más seguro son los besos, porque en la saliva hay muy pocos virus del resfriado o ninguno. Los fluidos de la nariz o de los ojos tienen este virus, pero besar a alguien generalmente no contagia el resfriado. Cuántas veces le ha dicho alguien, "¿No te puedo besar porque tengo un resfriado?" Ese no es el problema.

ducen dolores en todo el cuerpo. Estos químicos son mecanismos protectores pero no ofrecen una ayuda considerable y producen síntomas desagradables.

Una de las consecuencias principales que tienen estos químicos es la inflamación en el interior de las vías respiratorias. La inflamación provocada por la citocinas hace que los vasos sanguíneos segreguen fluidos. Se presenta un incremento en el moco cuando los glóbulos blancos se apresuran a atacar a los virus invasores, segregando componentes aún más irritantes, lo que hace que usted se sienta más congestionado. La histamina produce estornudo y las prostaglandinas producen fiebre. La tos se desarrolla como resultado de la irritación bronquial debido al exceso de moco que se produce durante un resfriado.

Son muchos los resfriados que suceden en invierno, lo que da paso a la creencia de que el clima frío produce resfriados. En realidad, el clima tiene que ver más con la preferencia del virus que con el impacto que tienen las bajas temperaturas en su salud o resistencia. Muchos virus del resfriado florecen en temperaturas más frías. Los investigadores han realizado algunos experimentos bastante extremos en los que han estudiado el papel que tiene el clima en los resfriados, en donde los voluntarios recibieron baños de agua fría, caminaron en exteriores cuando la temperatura era baja, y luego observaron si habían contraído un

EL CUENTO DE VIEJAS NÚMERO DOS:
EL CLIMA FRÍO PRODUCE
RESFRIADOS

Algunos experimentos sugieren que el estrés de sentir frío y humedad puede reducir la inmunidad y conducir a un resfriado, pero la temperatura no es un factor en sí.

resfriado, pero no lo hicieron. Otro grupo fue inoculado con un virus del resfriado y permaneció en un dormitorio cálido y confortable. La mayoría de las personas inoculadas presentaron estornudos y mucosidad.

Diagnóstico de un Resfriado

Casi nunca hacemos pruebas virales o de laboratorio para confirmar el diagnóstico de un resfriado, y generalmente diagnosticamos basados en los síntomas y en la revisión médica. No se trata de un diagnóstico difícil, pero es importante diferenciar un resfriado de otras infecciones respiratorias como la bronquitis aguda, la neumonía, o incluso la influenza, porque el tratamiento es diferente para cada una de ellas, y pueden surgir diversas complicaciones.

Si se desarrollan síntomas y problemas durante un resfriado, podemos utilizar entonces técnicas de diagnóstico más sofisticadas. Por ejemplo, si usted siente un dolor constante alrededor de los ojos, yo sospecharía que tiene una infección en los senos paranasales. Para hacer un mejor diagnóstico, yo le pediría una radiografía de los senos paranasales para comprobar si esos huesos huecos que se congestionan fácilmente presentan infección. Si la tos persiste durante más de dos semanas y usted quizás se queja de dolor en el pecho cuando respira profundamente, yo sugeriría una radiografía en el pecho para descartar

LA DIFERENCIA ENTRE UN RESFRIADO Y UNA ALERGIA

En primera instancia tenemos que considerar la estación. Si los síntomas atacan durante la temporada escolar de septiembre a marzo, es probable que el culpable sea un virus. Las alergias atacan todo el año, especialmente en la primavera y el verano. Los resfriados se desarrollan lentamente en uno o dos días, causan un poco de fiebre, generalmente afectan a más de una persona en el hogar, escuela, o en el trabajo, y duran de cinco a siete días. Si usted es la única persona que está tosiendo y estornudando en la casa o sitio de trabajo, probablemente se trata de una alergia y no de un virus contagioso.

una neumonía. Pero si usted tiene menos de 50 años y no tiene problemas de salud, no sería necesario hacer estos exámenes tan costosos cuando el problema parece ser contenido y auto limitado.

Las Complicaciones de los Resfriados

Un resfriado se considera generalmente como una enfermedad leve, pero las complicaciones no son poco comunes. El típico resfriado dura de cinco a siete días, y todos los síntomas desaparecen generalmente al final de la semana. Alrededor del 25 por ciento de los resfriados sin mayores complicaciones pueden durar incluso hasta dos semanas. Una señal de que el resfriado se ha complicado sería que el paciente sintiera una mejoría al cabo de unos pocos días, y que luego pareciera sufrir una recaída. Si usted tiene fiebre alta, su tos empeora y se siente realmente más enfermo, es una prueba innegable de que tiene que consultar con su médico.

Alrededor del 80 por ciento de las personas que tienen resfriado desarrollan algún grado de sinusitis, la cual es una infección de los senos paranasales. Los síntomas del resfriado no solo no desaparecen, sino que surgen otros nuevos luego de una semana de tos y estornudos. El dolor alrededor de los ojos, el aumento en la fiebre, y el incremento en la congestión podrían indicar que el resfriado se ha transformado en una infección bacteriana de los senos paranasales. El Capítulo 5 aborda extensivamente el reconocimiento y el tratamiento de los problemas en esta parte del cuerpo.

La bronquitis secundaria también se puede desarrollar junto a los resfriados, y alrededor del 60 por ciento de quienes tienen resfriado desarrollan algún grado de problemas en las vías respiratorias inferiores. Un resfriado que se niegue a desaparecer es señal de que se ha desarrollado una bronquitis. Este es un problema tan común, que el Capítulo 6 está dedicado a su reconocimiento y tratamiento.

Hay muchos pacientes que me consultan por un resfriado persistente, pues les preocupa que hayan contraído una neumonía. Aunque menos del tres por ciento de las personas con resfriados desarrollan neumonía, esta delicada infección respiratoria exige una atención médica contundente. Generalmente, la neumonía solo se presenta cuando hay factores adicionales como la edad u otros problemas de salud. En las personas muy jóvenes, el resfriado puede transformarse en un problema pulmonar delicado, como por ejemplo en un crup, bronquiolitis o neumonía. La neumonía puede ser súbita y fatal para la población anciana. La neumonía y la influenza combinadas son la sexta causa de muerte en los Estados Unidos y alrededor del 90 por ciento de las víctimas de neumonía son ancianas. Existen más de treinta formas diferentes de neumonía, las cuales estudiaremos en el Capítulo 8.

No hemos terminado de entender por qué razón ocurren las complicaciones, pero sabemos de algunos factores que aumentan el riesgo de desarrollar problemas de salud más delicados. Una inmunidad baja puede permitir que un resfriado se convierta en algo más serio. A medida que envejecemos, nuestra capacidad para establecer una defensa contra la infección disminuye, haciendo que seamos más vulnerables a las enfermedades. Por ejemplo, la vacuna contra la gripe tiene un rango de efectividad del 70 al 80 por ciento en niños y adultos, pero solo tiene un 40 por ciento de efectividad en personas mayores de 70 años. Las estadísticas nacionales del CDC señalan que el 90 por ciento de las personas hospitalizadas por neumonía tienen más de 65 años de edad.

Los problemas de salud pueden aumentar el riesgo de complicaciones. Si usted es diabético, los altos niveles de azúcar en la sangre incrementan la posibilidad de que una infección viral pueda transformarse en una sinusitis o bronquitis bacteriana.

Las vías respiratorias irritables de las personas asmáticas también tienen una mayor posibilidad de sufrir una invasión masiva de bacterias. Adicionalmente, una simple infección viral puede desencadenar un fuerte ataque de asma.

Las complicaciones pueden presentarse incluso en personas jóvenes y saludables cuando una cepa particularmente virulenta del virus causa una infección respiratoria. El reciente virus de la gripe aviar produjo una neumonía que avanzó rápidamente y que fue fatal en tres de cada cuatro víctimas.

En vez de asustarse al pensar que la aparición de mocos podría señalar el comienzo de una neumonía letal, si usted entiende la dinámica de las enfermedades normales así como de las posibles complicaciones, podrá reconocer entonces los síntomas iniciales y hacer que los problemas sean menores y tratables, o que incluso pueda evitarlos.

EL CUENTO DE VIEJAS NÚMERO 3: NO SE PUEDE CONTAGIAR SI NO SE TIENE FIEBRE

Como la mayoría de los resfriados producen muy poca fiebre, sería una señal muy pobre que usted sea un riesgo para otras personas. Los niños pueden propagar un resfriado hasta dos días antes de desarrollar un solo lagrimeo. Los adultos tienden a ser más contagiosos cuando se presenta una mayor incidencia de tos y estornudos, pero seguirán desarrollando virus (aunque en menor número) durante los siete días de la infección activa.

La Inmunidad a los Resfriados

Tenemos que desarrollar resistencia a una gran variedad de virus, pues los que causan el resfriado son bastante numerosos. Los niños contraen de seis a ocho resfriados al año, los cuales se reducen a medida que crecen y terminan la escuela. La incidencia de los resfriados aumenta cuando los adultos conforman sus propias familias; etapa en la que usted puede sufrir tantos resfriados como sus hijos. Las madres parecen tener una incidencia más alta de resfriados que los padres, quienes son los miembros de la familia que presentan la menor incidencia de infección. Posteriormente, el número de resfriados disminuye a medida que sus hijos crecen y se van de la casa. Hay otro factor que contribuye al aumento de resfriados: cuando usted tenga nietos, contraerá resfriados al cuidarlos. Pero en términos generales, a medida que usted envejezca contraerá menos resfriados al año. Los médicos creen que los seres humanos hemos adquirido inmunidad a por lo menos varias decenas de virus diferentes de tal manera que cuando un virus ataca nuestros cuerpos, dicen: "¡A este lo conozco!," y acto seguido envían el anticuerpo específico para atacar a ese virus.

EL TIEMPO DEL MES PARA
LOS RESFRIADOS

Las mujeres experimentan un aumento en la incidencia de resfriados durante la mitad de su ciclo menstrual. Los médicos sospechan que la inmunidad parece disminuir en este período.

La Geografía de los Resfriados

En todo el mundo hay resfriados; aparecen en el Ártico y en las regiones tropicales. Las temporadas diferentes de resfriados varían según la zona. En regiones de clima templado como el de los Estados Unidos, la temporada de los resfriados comienza a finales de agosto y septiembre. El número de personas con resfriados se incrementa notablemente durante unas pocas semanas y permanece elevado hasta comienzos de la primavera. Los niveles de resfriado descienden en abril y mayo, y caen a los niveles bajos típicos del verano.

En las zonas tropicales, la temporada de los resfriados coincide con la temporada de lluvias. Los investigadores también han especulado que el invierno y los meses lluviosos son épocas en que las personas permanecen en interiores. Las ventanas están cerradas, hay un menor intercambio de aire, y una mayor posibilidad de que haya un contagio de una persona a otra.

Es interesante anotar que los fumadores de cigarrillo tienen el mismo número de resfriados que quienes no fuman, aunque son más severos. Los resfriados pueden desencadenar ataques asmáticos en personas con asma, por lo que deberían tener un mayor cuidado con los resfriados que quienes tengan buena salud, sin importar su edad. Los resfriados en personas que tengan problemas pulmonares como bronquitis crónica o enfisema pue-

NO PRESTE BOLÍGRAFOS NI LOS PIDA EN PRÉSTAMO

Cada vez que usted va a un restaurante o a una tienda y realiza una compra con su tarjeta de crédito, le ofrecen un bolígrafo junto a su recibo. Durante la temporada de gripe, ese bolígrafo pasa diariamente por decenas de manos y es un gran transportador de los virus del resfriado. Con el simple acto de utilizar su propio bolígrafo y de no prestarlo, usted puede reducir de manera significativa la exposición al virus del resfriado. Recuerde: utilice su propio bolígrafo para firmar paquetes, recibos de la tarjeta de crédito y en el consultorio médico.

den desencadenar una exacerbación. Siempre les digo a mis pacientes con problemas pulmonares que me llamen tan pronto sientan el primer síntoma de un resfriado, pues queremos observar su desarrollo detenidamente y tomar medidas en caso de que la tos o la fiebre se fortalezca o se prolongue.

Prevención del Resfriado

Durante mi primer año como estudiante de medicina, fuimos a un hospital y tuvimos una animada discusión con un experto en enfermedades infecciosas, quien nos dijo: "Existen tres reglas para prevenir las enfermedades infecciosas. La primera: lavarse las manos. La segunda: lavarse las manos. Y la tercera: lavarse las manos." Esto se aplica rigurosamente para los resfriados. El simple acto de lavarse las manos con agua y jabón ha demostrado una disminución significativa en la propagación de los resfriados. En un estudio realizado en Toronto, se les pidió a los estudiantes llevar la cuenta del número de veces que se lavaban las manos y de la incidencia de síntomas del resfriado. ¿Cuál fue

"ANTIGUOS" REMEDIOS CASEROS PARA LOS RESFRIADOS

- Consuma ajo
- No consuma ajo
- Tome un poco de sol
- Frote los calcetines con cebolla
- No consuma trigo
- Huela canela
- Déjese un bigote espeso
- Párese de cabeza

el resultado? Aquellos que se lavaron las manos más de siete veces al día tuvieron una incidencia más de cuatro veces *menor* de resfriados que quienes se lavaron con menor frecuencia. Recuerde que los rinovirus reproducen la mitad de todos los resfriados y se propagan básicamente por el contacto directo.

No es necesario utilizar jabón antibacterial, pues los químicos no afectan al virus del resfriado. Sin embargo, las soluciones para la limpieza de las manos como las de la marca Nexcare™ y los spray desinfectantes como Lysol han demostrado ser antimicrobiales, es decir, que pueden matar tanto los virus como las bacterias. Durante la temporada de resfriados, sería recomendable lavarse las manos y limpiar los baños y los mesones de la cocina con este tipo de limpiadores para controlar los virus del resfriado en su hogar.

Cuando un resfriado ingresa a una casa, utilizar toallas desechables y arrojarlas a una bolsa plástica ayudará a contener la propagación del virus del resfriado dentro del hogar.

Aspectos del Tratamiento para los Resfriados

Al igual que la señora Salazar, todos nos sentimos frustrados de que no haya una cura para una enfermedad tan sencilla como un resfriado. Como no hay ninguna vacuna ni píldora que puede eliminar el resfriado, necesitamos tratar los síntomas. Sin embargo, los médicos tienden a ignorar los síntomas del resfriado. Saben que los resfriados no ponen la vida en riesgo y confían en que usted no tardará en sentirse mejor. De este modo, muy a menudo es el paciente quien tiene que buscar las soluciones para el alivio de los síntomas. Existe una variedad aparentemente infinita de píldoras, sprays y jarabes para tratar los resfriados. El secreto está en saber qué se debe utilizar y cómo se debe hacer.

Sabemos que gran parte del malestar producido por un resfriado se debe a la liberación de citocinas inflamatorias como reacción a la presencia de los virus del resfriado, y nosotros tenemos los mecanismos para reducir la liberación de estos irritantes. Podemos consumir aspirina, acetaminofeno (Tylenol), e ibuprofeno (Advil) para bloquear las prostaglandinas que producen fiebre y dolor de cabeza. Los antihistamínicos bloquean a los mediadores que obligan a los vasos sanguíneos a filtrar los fluidos que producen la congestión. Los descongestionantes actúan al contraer los vasos sanguíneos, lo que permite que el aire y el moco se muevan más libremente en la nariz y en el seno paranasal.

Los líquidos calientes como el té y la sopa de pollo adelgazan la congestión del moco y hacen que las vías respiratorias superiores se sequen. Además de esto, investigadores de la Universidad de Nebraska han demostrado que la sopa de pollo caliente puede bloquear la producción de unas células inflamatorias llamadas neutrófilos.

PROGRAMA DE TRATAMIENTO: RESFRIADOS

Antihistamínicos

- Tome antihistamínicos dos veces al día. Si puede dormir durante el día, consuma un antihistamínico tradicional en la mañana. Si necesita estar alerta durante el día, administre el antihistamínico solo en horas de la noche.

Descongestionantes

- Si está utilizando un descongestionante nasal en spray, sustituya por una preparación oral después de tres días.
- Utilice el descongestionante según las recomendaciones del fabricante.

Antiinflamatiorio

- Tome acetaminofeno, aspirina, o ibuprofeno cada cuatro horas durante los tres o cuatro días iniciales del resfriado. Reduzca a dos tabletas diarias durante los tres días siguientes.

Alivio de la tos

- Comience con pastillas para la tos que contengan ingredientes calmantes como miel, e ingredientes que anestesien la garganta como la benzocaína.
- Si la tos persiste, utilice un jarabe para la tos que contenga dextrometorfano.

ntiobióticos

lo son necesarios para un resfriado simple. Sin embargo, si
ted padece asma o EPOC, podrían recetarse antibióticos
a evitar el brote de problemas respiratorios debidos a una
cción bacterial secundaria.

Vacunas

• No existe ninguna para los resfriados.

Medicamentos Antivirales

• Ninguno disponible en el mercado para resfriados.

Terapias Nutricionales

• Sopa de pollo una o dos veces al día durante los tres primeros días de los síntomas.
• Un vaso de jugo de naranja al día.
• Tres o cuatro tazas de té caliente al día.
• Otros líquidos: ginger ale dietética, té helado, agua fría.
• Comidas livianas durante los tres o cuatro días iniciales, y luego una alimentación normal.

Hidroterapia

• Alivie la congestión nasal con una solución salina dos o tres veces al día.
• Alivie el dolor de la garganta con gárgaras salinas dos veces al día.
• Báñese con agua caliente en la mañana para aflojar el moco de las vías respiratorias.
• Si siente congestión en la noche, utilice un vaporizador por tres a cinco minutos antes de acostarse.

Suplementos

• Zinc en spray cada dos o tres horas con el primer síntoma de un resfriado.
• Pastillas de zinc para aliviar el dolor de la garganta irritada.
• Un máximo de 500 mg de vitamina C al día hasta siete días después de que los síntomas de la gripe hayan aparecido.

CAPÍTULO 5

SINUSITIS:
EL RESFRIADO PERSISTENTE

L a señora Glazer tendía a preocuparse. Le inquietaba que la cera de los pepinos pudiera aumentar el riesgo de desarrollar cáncer. Si hacía calor, le preocupaba que fuera señal de que el hueco de la capa de ozono se estuviera haciendo más grande, y cuando desarrolló un dolor de cabeza persistente, se convenció de que era señal de un tumor cerebral. La señora Glazer tenía una sinusitis aguda.

Ella no es la única. Según los Centros para el Control y Prevención de Enfermedades, los problemas de los senos paranasales afectan cada año a 37 millones de estadounidenses, son responsables por 18 millones de visitas al médico, y cuestan más de 6 mil millones de dólares en cuidados de salud. Una encuesta realizada por el Centro Nacional de Estadísticas sobre la Salud encontró que los problemas de los senos paranasales son responsables por la pérdida de 13 millones de días laborales y de dos millones de ausencias escolares.

La sinusitis es una inflamación en la cavidad del seno que rodea la cara. Los cuatro pares de cavidades simétricas incluyen el seno *frontal* (arriba de los ojos), el seno *maxilar* (en las mejillas), el seno *etmoidal* (a lo largo de la nariz), y el seno *esfenoidal* (detrás de la nariz) (ver ilustración en la página 86) Estos senos están cubiertos con la misma membrana mucosa que recubre las vías respiratorias superiores. El moco que se forma en el interior de estos senos es expulsado dos o tres veces al día a causa del movimiento de los cilios que están en el interior de los senos. Sin embargo, los conductos de drenaje que conectan a los senos con la faringe nasal son estrechos. Si se inflaman debido a una infección viral o bacterial o una alergia, el moco se aloja de nuevo en el interior de los senos. Esta sustancia, que actúa como una cinta para matar moscas, recoge bacterias y otros organismos, los cuales se pueden multiplicar y causar una infección en los senos.

Los médicos clasifican la sinusitis como crónica o aguda.

SINUSITIS CRÓNICA

Síntomas de la Sinusitis Aguda

Los síntomas de sinusitis aguda pueden incluir obstrucción y secreción nasal, dolor en los dientes, pérdida del sentido del olfato y del gusto, tos, dolor de cabeza, alrededor de ojos y mejillas, y una sensación de presión cuando nos inclinamos hacia delante. Las sinusitis pueden ser desde suaves y molestas hasta severas e incapacitantes, y se consideran agudas si los síntomas se han presentado por menos de seis semanas.

Causas de la Sinusitis Aguda

La sinusitis aguda es básicamente el resultado de resfriados, causados generalmente por bacterias y que se relacionan ocasionalmente con hongos. De lejos, la causa más común de la sinusitis aguda es una infección viral. Cuando usted contrae un resfriado, los senos casi siempre estarán involucrados. Los virus

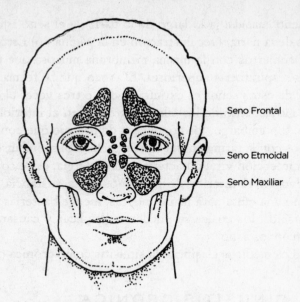

Seno Frontal

Seno Etmoidal

Seno Maxiliar

LOS SENOS PARANASALES

se propagan a través de las numerosas aberturas que conectan a los senos con la nariz y la faringe. De hecho, casi la mitad de todos los resfriados incluyen algún grado de sinusitis.

La segunda causa más común de la sinusitis son las bacterias. Se calcula que de los mil millones de resfriados que contraen anualmente los estadounidenses, el dos por ciento se infecta secundariamente con bacterias, lo que resulta en una sinusitis bacteriana aguda. Esto representa alrededor de 20 millones de casos de sinusitis bacterianas al año.

Aunque los resfriados causados por el rinovirus casi siempre resultan en algún grado de sinusitis, los senos también pueden infectarse con las bacterias que normalmente viven inofensivamente en nuestras vías respiratorias superiores. Estos organismos como el estreptococo y el *Haemophilus influenza,* son eliminados rutinariamente cuando los cilios expulsan el moco durante la limpieza normal de la vía respiratoria. Pero cuando se presenta una obstrucción, como es el caso de un resfriado común, estos organismos se acumulan y no pueden eliminarse de manera efectiva. Recuerde que sus senos no se infectan con las bacterias de otra persona sino con sus propias bacterias.

Diagnóstico de Sinusitis Aguda

Nadie se sorprende cuando una persona con un resfriado dice: "Me duele la cabeza y me siento congestionado." Lo que probablemente se sepa menos es que estas también son señales de una sinusitis aguda. La mayoría de las personas con resfriado también tienen una sinusitis viral aguda. Casi todos los resfriados desaparecen entre siete y diez días. Los resfriados que duran más y la aparición de síntomas como fiebre alta y moco espeso que se desarrollan tardíamente en el transcurso del resfriado, indican una sinusitis bacteriana aguda.

Las radiografías y las tomografías computadas pueden mostrar obstrucción de los senos y sugerir incluso qué tipo de sinusitis está causando problemas. En los rayos X, las sustancias densas (como los huesos) se ven blancas, mientras que las estructuras gaseosas o huecas (como el aire) se ven negras. Normalmente, los senos están llenos de aire y se ven negros en la radiografías, mientras que los huesos sólidos del cráneo se ven blancos u opacos.

Cuando el seno se obstruye puede quedar completamente cubierto de moco y verse totalmente blanco en una radiografía. En las radiografías, un seno parcialmente lleno muestra lo que se llama un "nivel de aire y líquido": la parte del seno que presenta acumulación de moco se ve blanca, y la zona que está encima del líquido se ve negra. Recuerde que en una radiografía no necesariamente puede observarse la diferencia entre una sinusitis viral o bacteriana; simplemente muestra la enfermedad en el seno, pero no necesariamente su naturaleza.

Un simple examen puede ofrecer la misma información que los rayos X y las tomografías computadas, los cuales son más

¿ES SINUSITIS O MIGRAÑA?

Los síntomas son muy familiares: un dolor recurrente y prolongado, presión alrededor de los ojos y molestias cuando nos inclinamos hacia adelante. Sin embargo, esto no significa necesariamente que haya un problema del seno. Los médicos sospechan que una semejanza en el tipo y patrón de los síntomas de la migraña han conducido con frecuencia a un diagnóstico errado y a un tratamiento equivocado. En un estudio publicado por la Fundación Nacional para el Dolor de Cabeza, de 30 pacientes con supuestos problemas del seno, 29 tenían migrañas. ¿Cuál es una buena forma de separar los dos problemas? Ensayar con uno de los inhibidores de serotonina de disolución instantánea, como el Imitrex o el Maxalt, desarrollados específicamente para las migrañas. Si el problema se debe a una inflamación de migraña de los vasos sanguíneos y no a una obstrucción en los senos, el alivio será rápido y considerable.

complicados. Se trata de la *transiluminación*. Cuando hago este examen, apago la luz y coloco una pequeña linterna firmemente contra la piel, debajo del ojo, y observo si hay una iluminación en el seno maxilar. También le pido al paciente que abra la boca y miro el paladar, para ver si la luz lo traspasa. Si no es así, equivale a encontrar un seno *opacado* o lleno de líquido en una radiografía.

Aspectos de un Cultivo

Tomar muestras para tratar de identificar a los organismos agresores en caso de neumonía bacterial y garganta estreptocócica es algo fácil de hacer. Infortunadamente, es mucho más difícil cultivar material del seno. Una muestra del interior de su nariz no es un ejemplo representativo de bacterias que puedan estar causando problemas en las cavidades del seno. Para hacer un cultivo del seno se necesita introducir una aguja en esa zona. Seguramente usted pueda estremecerse un poco con esta descripción, así que podrá suponer que es un procedimiento que no se realiza casi nunca. Algunas veces se lleva a cabo en estudios clínicos para demostrar la efectividad de un antibiótico, pero es bastante esporádico incluso en dichas circunstancias. Por lo tanto, el diagnóstico se hace basado en los síntomas, las radiografías, y en su respuesta al tratamiento. Como es probable que no sepamos si la sinusitis aguda es causada por un virus o por una bacteria y mucho menos cuál es el tipo de bacteria al que nos estamos enfrentando, el tratamiento de la sinusitis aguda implica establecer una relación de trabajo con su médico.

Aspectos del Tratamiento

El alivio de la sinusitis aguda comienza con la limpieza de los pasajes de aire taponados, enjuagando los orificios nasales con una solución salina suave. Este producto se encuentra en el mercado, pero usted también puede prepararlo mezclando una cucharadita rebosada con sal tipo kosher, media cucharadita de bicarbonato de sodio y una pinta de agua tibia. Comience por sonarse la nariz con suavidad antes de aplicar el spray. Incline su cabeza hacia atrás y aplique el medicamento una vez en cada orificio, inhalando mientras aprieta el envase firme y rápidamente. Espere de tres a cinco minutos para permitir que surta efecto y vuelva a sonarse la nariz con suavidad. Cada dosis debe consistir en dos o tres aplicaciones de spray. Mantenga el medicamento a temperatura ambiente y lejos de la luz directa o del calor.

Los descongestionantes ayudarán a disolver y remover los mocos secos y endurecidos, y a despejar las vías respiratorias para mejorar la respiración. No se suene con fuerza, pues aunque esto despejará temporalmente los pasajes nasales, la fuerte presión que se presenta en el interior de los pasajes cuando usted presiona la salida nasal que está bloqueada, empujará a las bacterias que normalmente se encuentran en la faringe nasal y las enviará al interior de los senos, lo que aumentará notablemente las posibilidades de una sinusitis bacteriana.

El descongestionante en spray contrae las membranas hinchadas y ofrece alivio temporal, pues la sinusitis aguda bacteriana necesita una terapia antibiótica adicional. Yo comienzo recetando un antibiótico de espectro amplio como la Augmentina durante cinco a siete días, pues no sé cuál es el organismo que está causando la infección. Si en las próximas 48 horas no se presenta una mejoría de los síntomas, lo sustituyo por otro antibiótico como el Levaquin, que es una fluoroquinolona.

Prevención de la Sinusitis Aguda

La prevención de la sinusitis aguda comienza dando algunos pasos para eliminar el virus del resfriado que origina los problemas en sus vías respiratorias. Lávese las manos con frecuencia,

---

PLAN DE TRATAMIENTO: SINUSITIS BACTERIANA AGUDA

ANTIHISTAMÍNICOS

- Los antihistamínicos no son útiles. De hecho, pueden engrosar los mocos en los pasajes nasales y prolongar la infección.

DESCONGESTIONANTES

- Aplique fenilefrina en spray por tres o cuatro días.
- Si persisten los síntomas, utilice un descongestionante sistémico en forma líquida o en píldora.

ANTIINFLAMATORIOS

- Utilice acetaminofeno, ibuprofeno, o aspirina una o dos veces al día si se presenta dolor de cabeza.

CONTROL DE LA TOS

- No es necesario.

ANTIBIÓTICOS

- Terapia de primera línea: Amoxicilina, Augmentina o Bactrim durante siete días.
- Terapia de segunda línea (en caso de que tenga alergia a la penicilina y/o a los medicamentos sulfato): Levaquin durante siete días.

VACUNAS

- Ninguna disponible.

MEDICAMENTOS ANTIVIRALES

- No son aplicables.

TERAPIA NUTRICIONAL

- Comidas normales con menos sal.
- Sopa de pollo una vez al día.
- Tres o cuatro tazas de té caliente al día.
- Jugo de tomate con especias.

HIDROTERAPIA

- Baño con agua caliente en la mañana.
- Spray nasal salino tres veces al día.

SUPLEMENTOS

- Ninguno indicado específicamente.

evite los teléfonos públicos, no preste su bolígrafo ni pida ninguno prestado. Si usted cree estar contrayendo resfriados con frecuencia, evite saludar con la mano. Si está expuesto a personas que tienen resfriado, utilice zinc en spray nasal para detener el crecimiento del virus. Aunque la información que existe sobre el zinc y los resfriados es contradictoria, los estudios de laboratorio han señalado que el gluconato de zinc puede detener la reproducción de los virus del resfriado.

Si se desarrolla un resfriado, las bebidas y las duchas calientes adelgazarán los mocos producidos por los virus, lo cual disminuirá la concentración de líquidos en las vías respiratorias que bloquean el drenaje del seno.

Complicaciones de la Sinusitis Aguda

En términos generales, la sinusitis aguda es una enfermedad leve, casi como el resfriado común, pues a fin de cuentas es parte de él. Sin embargo, las complicaciones de la sinusitis bacteriana aguda suponen problemas mucho más serios. Afortunadamente solo afectan a un pequeño porcentaje de pacientes con sinusitis bacteriana, pero como pueden poner la vida en riesgo, los médicos no vacilan en utilizar antibióticos cuando diagnostican una sinusitis bacteriana aguda. Aunque ha habido una fuerte presión para reducir el uso de antibióticos, todo parece indicar que son la opción adecuada para tratar la sinusitis bacteriana aguda.

La mayoría de las complicaciones son causadas por la extensión directa de la infección del seno a otras partes de la cabeza. Una de las complicaciones más frecuentes es la propagación de la infección en la zona ocular. Su nombre es *celulitis orbital;* puede ser un problema serio y causar ceguera permanente en hasta el 10 por ciento de los casos. Los síntomas incluyen inflamación, enrojecimiento y dolor alrededor de los ojos. La persona siente dolor en los ojos, dificultad para moverlos, y la visión doble es común. El diagnóstico se hace por medio de un

VUELE CON COMODIDAD

Las investigaciones han demostrado que el 20 por ciento de los pasajeros de aviones desarrollan resfriados en la semana posterior a su viaje. Aplique zinc en spray nasal antes y después de viajar en avión para disminuir el riesgo de infecciones respiratorias.

examen físico, y el tratamiento consiste en antibióticos de espectro amplio que se administran generalmente en un hospital. Es probable que se necesite una cirugía para extraer el material infectado y salvar el ojo.

Cuando los organismos que están causando problemas en el seno se extienden a los huesos aledaños, se habla de una *osteomielitis*. En términos generales, se presentan pocos síntomas y se diagnostica una infección cuando se ha tomado una tomografía computada para ver si la infección del seno no ha respondido al tratamiento. Este examen también permite observar una zona llena de líquidos que podría contener fragmentos de hueso destruido. La osteomielitis se trata con antibióticos intravenosos y ocasionalmente con cirugía.

Cuando una infección del seno genera meningitis—una infección de la membrana superficial que recubre el cerebro y la médula espinal—los síntomas son claros y contundentes: dolor de cabeza severo, aumento en la fiebre, rigidez en el cuello, confusión y fatiga extrema. Si no se trata, esta modalidad de meningitis puede ser fatal en corto tiempo. El diagnóstico se confirma mediante una punción lumbar, que muestra un aumento en los glóbulos blancos y bajos niveles de azúcar. La infección inmediata es tratada con antibióticos intravenosos, pero es probable que se necesite una cirugía para remover las obstrucciones en el seno que ocasionaron la infección de la médula espinal.

Las infecciones del seno también pueden propagarse a una vena larga localizada en la zona ocular. Se denomina *seno caver-*

noso, y puede desarrollar coágulos de sangre como reacción a la infección. Los síntomas comienzan con un dolor de cabeza tan fuerte que los pacientes acuden al médico de inmediato. A continuación se desarrolla una fiebre alta y súbita, seguida de inflamación en la zona ocular, y es probable que los músculos encargados del movimiento de los ojos puedan sufrir una parálisis parcial. Para poder hacer un diagnóstico exacto, se debe realizar una tomografía computada con contraste. Se inyecta una tintura en la vena que se desplaza a la zona ocular y delinea el seno cavernoso, permitiendo ver la congestión y la infección. La base del tratamiento es una alta dosis de antibióticos por vía intravenosa. Es probable que haya necesidad de recetar anticoagulantes (medicamentos que adelgazan la sangre), esteroides para reducir la inflamación, y practicar una cirugía.

Una de las complicaciones más temidas de la sinusitis es el absceso cerebral, que se presenta cuando la infección se propaga al cerebro y produce una infección localizada y hermética, como si hubiera una gran caldera en el interior del cerebro. El absceso posee características tanto de una infección como de un tumor, y causa presión y destrucción del tejido cerebral. Los síntomas pueden comenzar de manera insidiosa con dolor de cabeza y visión borrosa o doble. En otras ocasiones, un absceso en el cerebro puede anunciar su presencia por medio de convulsiones o infarto. Se diagnostican con una tomografía computada y una punción lumbar, y puede tratarse exitosamente con una combinación de antibióticos y una cirugía para extraer los abscesos.

La incidencia de estas complicaciones problemáticas pero relativamente ocasionales ha disminuido desde la aparición de los antibióticos. Aunque a todos los médicos les preocupa el aumento de bacterias que son resistentes a los antibióticos, el prospecto de estos problemas tan serios hace que la elección acertada de antibióticos sea importante en el tratamiento de la sinusitis bacteriana aguda.

SINUSITIS CRÓNICA

La sinusitis crónica se define simplemente como una condición de seno paranasal que se presenta durante un mínimo de seis semanas a tres meses. Si usted tiene problemas del seno, la definición no hace justicia al problema. La sinusitis crónica es ese resfriado que comienza el Día de Acción de Gracias y permanece hasta el deshielo de la primavera. Es el dolor de cabeza que martillea durante varias semanas o un dolor en los dientes que lo hace soñar con novocaína. A veces cede un poco, otras veces arrecia, pero nunca desaparece del todo.

A pesar de su amplia ocurrencia, no se ha podido entender realmente la dinámica de la sinusitis crónica. Algunos expertos creen que este tipo de sinusitis es el resultado de una sinusitis bacteriana aguda que ha sido tratada inadecuadamente, o que la infección y la inflamación no fueron atacadas a tiempo. En consecuencia, se sigue presentando obstrucción y los senos sufren lesiones que los hacen susceptibles de sufrir episodios recurrentes de sinusitis.

Hay una estrecha relación entre la sinusitis crónica y las alergias. Los estudios han demostrado que hasta el 80 por ciento de todas las personas con sinusitis crónica tienen alergias. Las plantas, las mascotas, el moho y hasta el aire frío pueden generar una reacción alérgica que declara una guerra virtual en las vías respiratorias.

Con frecuencia, los alergistas consideran la sinusitis crónica como "asma de las vías respiratorias superiores," y hasta un 65 por ciento de las personas con asma también parecen sinusitis crónica. Estos médicos señalan que tanto las vías respiratorias superiores (nariz y garganta) como las vías respiratorias inferiores (tráquea y pulmones) tienen membranas mucosas similares. Los investigadores también han encontrado tipos semejantes de células y compuestos inflamatorios en los pulmones de personas con asma. Así mismo, se ha demostrado que el tratamiento de la sinusitis mejora el asma.

Los síntomas de la sinusitis crónica pueden oscilar entre una congestión leve y ocasionar los mismos síntomas de la rinitis aguda, aunque no tan fuertes. Los pacientes con sinusitis crónica pueden quejarse de dolor en el área del seno, molestia dental y una sensación crónica de congestión en la nariz y cabeza. De cuando en cuando, estos síntomas se ven acentuados por episodios agudos en los que los senos pueden infectarse con bacterias.

El Impacto de la Infección

Los senos parecen diseñados para fallar: tienen pasajes demasiado estrechos que curvean y se tuercen. En algunos casos, el drenaje hace que los líquidos se vayan hacia arriba, en sentido contrario a la gravedad. Se sospecha que algunos individuos están destinados anatómicamente para tener problemas de las vías respiratorias superiores, pues tienen pasajes de los senos especialmente estrechos o torcidos.

Recuerde que el humo del cigarrillo paraliza la labor de limpieza que realizan los cilios en la nariz, por lo que no es sorprendente que los fumadores habituales tengan una mayor incidencia de problemas de los senos.

La sinusitis crónica provoca y luego empeora con el desarrollo de pólipos nasales, unos tejidos carnosos y no cancerígenos que crecen en la membrana mucosa en el interior de la nariz y se adhieren alrededor de las pequeñas aberturas del seno, dificultando el drenaje del moco y la respiración.

Los pólipos tienden a desarrollarse durante infecciones, alergias o exposiciones prolongadas a químicos irritantes. No es extraño que las personas con asma desarrollen pólipos nasales. Con el tiempo, los pólipos tienden a crecer, a encogerse, y a crecer de nuevo. Si usted tiene tendencia a desarrollar pólipos, estos podrán reaparecer incluso después de haber sido extraídos mediante una cirugía.

Los especialistas en oído, nariz y garganta (otorrinolaringólogos) evalúan el tamaño y la extensión de los pólipos, y los tratan con medicamentos o los extraen por medio de una cirugía.

Diagnóstico de la Sinusitis Crónica

El diagnóstico de la sinusitis crónica supone entender la definición de esta enfermedad. La sinusitis crónica es la sinusitis aguda que no desaparece después de seis semanas a tres meses. Los síntomas pueden ser similares a los de la sinusitis aguda, aunque en términos generales son menos severos y pueden estar marcados ocasionalmente por brotes de sinusitis aguda. Un médico que examine a un paciente con sinusitis crónica probablemente le recomendará una radiografía, una tomografía computada del cráneo, o imágenes de resonancia magnética.

La tomografía computada es una especie de radiografía que permite observar el interior del cuerpo desde una perspectiva tridimensional. En vez de mostrar el cráneo en una superficie plana, la tomografía computada nos permite dividir la imagen en varias secciones, y podemos ver el aire, los espacios de los tejidos, y cada uno de los huesos de las cavidades del seno. También nos permite definir la anatomía con mayor precisión, ofreciéndonos un mapa virtual de los problemas en las vías respiratorias superiores. Si estamos pensando en la posibilidad de una cirugía, nos permitirá ver si realmente es necesaria y nos informará si podemos reparar la zona afectada.

En los pacientes que tienen condiciones de sinusitis crónica, el fluido puede ser reabsorbido o drenado hasta cierto punto, pero el remanente es una superficie mucosa engrosada. En otras palabras, la superficie que cubre los senos se hace más gruesa y densa. Esto se denomina *remodelación* de los tejidos, y será claramente visible en una tomografía computada. Esta remodelación es una consecuencia de la inflamación crónica y consiste en un tejido dañado, rasgado y funcional que recubre las paredes de los senos. El tejido remodelado no elimina las bacterias ni el moco rico en toxinas, de tal forma que las vías respiratorias permanecen obstruidas y sufren una mayor posibilidad de infectarse con bacterias o virus.

Complicaciones de la Sinusitis Crónica

Como podrá imaginar, una vez que los senos sufren daños debido a la inflamación crónica, existe una gran posibilidad, incluso cuando los virus no han causado una infección aguda, de desarrollar una obstrucción, lo que producirá una sinusitis bacteriana aguda. No es extraño que la sinusitis bacteriana aguda complique el cuadro de la sinusitis crónica. Los brotes repetidos de sinusitis bacteriana aguda en una persona que tenga síntomas de sinusitis crónica indican una vez más la necesidad de radiografías especializadas y de una consulta a un especialista en oídos, nariz y garganta.

En años recientes hemos visto que los hongos nasales pueden causar sinusitis crónica. Además de los síntomas tradicionales, la sinusitis fungosa puede producir mocos con olor desagradable o mal aliento severo, pues el hongo está destruyendo el tejido del seno.

La *resonancia magnética*—una avanzada técnica de imagen—o una MRI pueden ayudar al diagnóstico de una sinusitis fungosa. La MRI no utiliza radiación para explorar el cuerpo, sino que combina un imán grande, un transmisor de ondas de radio, y una computadora para suministrar imágenes detalladas de los huesos y de los vasos sanguíneos. La MRI escanea el cuerpo con un campo magnético y de ondas de radio. En respuesta a esto, el cuerpo emite señales que son captadas y enviadas a una computadora que proyecta una imagen de las estructuras del cuerpo. Con la ayuda de una MRI, los médicos podemos ver pequeños cambios en las estructuras de los tejidos.

En las imágenes que ofrece la MRI, las partes del cuerpo con un alto contenido de agua (como por ejemplo, los tejidos grasosos) se ven claras, mientras que las más secas (los huesos por ejemplo) se ven oscuras. La MRI puede ofrecer imágenes nítidas de órganos que están rodeados de huesos, por lo que es una herramienta ideal para examinar el cerebro y el rostro.

El crecimiento fungoso se ve negro en la MRI, mientras que la sinusitis alérgica o bacterial se ve blanca. Actualmente se encuentran disponibles nuevas modalidades de medicamentos en inhalador nasal para el tratamiento de esta condición. Entre estas se encuentra la anfotericina y el fluconazole, los cuales se inhalan por vía nasal utilizando un aparato llamado nebulizador, que produce un rocío fino del medicamento, y que comparado con los administrados por vía oral o intravenosa, ofrece una penetración más efectiva de la droga en los senos afectados y que causa menos efectos colaterales como fatiga y molestias estomacales.

Esta enfermedad es severa cuando se presenta bajo la modalidad invasora de sinusitis fungosa. Puede causar shock, fiebres altas, e invadir la corriente sanguínea, causando una muerte rápida, aunque esto es extremadamente inusual. En la modalidad más crónica e "indolente" de la enfermedad, se formará una bola de hongos dentro del seno. Una infección fungosa del seno en una persona saludable suele ser difícil de distinguir de la sinusitis crónica y de sus exacerbaciones agudas. Como resultado de la sinusitis fungosa crónica, las vías de drenaje pueden bloquearse, y los microorganismos pueden crecer y producir exacerbaciones secundarias agudas de esta condición crónica.

Aspectos del Tratamiento de la Sinusitis Bacteriana Aguda

El tratamiento de la sinusitis bacteriana aguda consiste generalmente en el suministro por siete a diez días de antibióticos de espectro reducido, que son más antiguos. Si la infección

CONSEJO RÁPIDO PARA EL SENO: ELIMINE EL DOLOR TARAREANDO

Según un estudio realizado recientemente en Suecia, tararear algunas estrofas de su canción favorita puede disminuir el riesgo de desarrollar sinusitis. Los investigadores descubrieron que cantar aumenta la ventilación de las cavidades del seno e incrementa el intercambio de aire dentro de los huesos del cráneo.

se vuelve crónica, el tratamiento consistirá generalmente en la prescripción, por tres a seis semanas, de antibióticos más recientes como la Augmentina, que combina amoxicilina con ácido clavulánico, o antibióticos de espectro amplio más recientes como el Levaquin. Cuando hay sinusitis crónica, el microorganismo involucrado puede ser resistente, así que la selección y el tiempo del tratamiento antibiótico tiene que atacar este problema. Los antibióticos más recientes tienden a ser efectivos contra las bacterias resistentes. Sin embargo, el uso indiscriminado de estos antibióticos generará la pronta aparición de bacterias resistentes a ellos. La práctica y los parámetros actuales indican reservar los nuevos agentes para situaciones más difíciles, y para aquellos casos en los que las bacterias probablemente sean resistentes a los antibióticos más antiguos.

Aspectos del Tratamiento en Sinusitis Crónica

Los descongestionantes pueden ofrecer alivio en los casos de sinusitis aguda, pero no son tan útiles en la sinusitis crónica. Los descongestionantes en spray que contraen directamente las vías respiratorias inflamadas solo pueden utilizarse por tres días seguidos para prevenir el problema de la congestión de rebote.

Cuando el spray pierde su efecto, los pequeños vasos sanguíneos se expanden de nuevo, produciendo una sensación de congestión. Los síntomas recurrentes son tan desagradables que usted se aplicará spray de nuevo. Esto puede causar una dependencia a este medicamento que puede prolongarse varios años, en cuyo caso el paciente deberá consultar con un especialista en oídos, nariz y garganta para la suspensión del descongestionante.

Los medicamentos utilizados para controlar las alergias susceptibles de causar senos infectados pueden ser útiles, además del beneficio comprobado de los antihistamínicos. Ahora sabemos que existen nuevos agentes que bloquean el desarrollo de otros generadores de alergias como los leucotrienos, que al ser liberados por el cuerpo causan contracción en las vías respiratorias y aumento en la producción de moco. Los inhibidores de leucotrienos como el Singulair han demostrado ser efectivos contra las alergias. Las células llamadas mastocitos son factores causantes de alergias, pues producen leucotrienos e histaminas. Estas células, que están distribuidas por todo el cuerpo, parecen ayudar a regular la reacción inflamatoria. Al igual que con otros agentes de esta respuesta, un impacto ambiental inusual o las predisposiciones genéticas pueden ocasionar desequilibrios y producir enfermedades como la alergia. Un estabilizador de células mastocitos (Intal) ha ofrecido alivio en casos en los que otros medicamentos han fallado.

La inflamación de la sinusitis crónica puede resistir después que la infección o la reacción alérgica se hayan controlado. Los agentes antiinflamatorios como los esteroides inhalados pueden prevenir el desencadenamiento de agentes irritantes que son liberados en una infección por reacción alérgica. Productos como el Flonase o el Rhinocort, que contienen esteroides, son rociados en el interior de la nariz para reducir la inflamación, la hinchazón y la molestia.

Cuando un médico está tratando una sinusitis crónica,

siempre tiene en cuenta que el manejo médico de esta enfermedad puede ser decepcionante porque no se trata simplemente de
una enfermedad infecciosa, sino también de una que ha alterado
la anatomía. Debido al daño crónico que han sufrido los senos y
sus pasajes, el simple tratamiento de una infección existente no
garantiza que usted pueda prevenir futuras infecciones o que realmente sea capaz de erradicar la infección actual.

Cuando concluyo que un paciente tiene sinusitis crónica,
generalmente lo refiero a un buen especialista en oídos, nariz
y garganta, quien probablemente introducirá un endoscopio
en la nariz para examinar el bloqueo y tomará muestras para
analizarlas. No es extraño que la sinusitis crónica no se cure
con los tratamientos médicos tradicionales y que pueda necesitarse una cirugía. Por ejemplo, si la sinusitis crónica se debe a
cambios físicos en el interior de la nariz, los antibióticos no
erradicarán la infección por completo. Si se recomienda una intervención quirúrgica, generalmente será mejor hacerla temprano. No debería considerarse como la última alternativa, sino
como una opción para prevenir un daño mayor en las cavidades
de los senos.

Algunas técnicas recientes y menos invasivas han hecho
que la cirugía del seno sea más sencilla y segura. La cirugía en-
doscópica del seno consiste en la introducción de un tubo por
la nariz que llega hasta los senos. Los médicos pueden examinar la condición del interior de los senos, además de limpiar-
los y drenarlos. En caso necesario, el mismo procedimiento
puede utilizarse para extraer crecimientos obstructivos o para
ampliar las aberturas existentes y mejorar el drenaje y la respiración.

Recuerde que incluso después de un tratamiento quirúrgico
exitoso, generalmente se necesita otro tratamiento médico para
controlar las alergias y la inflamación.

PLAN DE TRATAMIENTO:
SINUSITIS CRÓNICA

ANTIHISTAMÍNICOS

• No utilice antihistamínicos sedantes tradicionales porque pueden endurecer el moco en los canales de los senos.

• Los antihistamínicos no sedantes como el Claritin o el Allegrase pueden utilizarse si las alergias están provocando sinusitis crónica.

DESCONGESTIONANTES

• Los descongestionantes orales como la seudofrina pueden utilizarse si no causan un aumento indebido en la presión sanguínea o insomnio.

• No dependa de los descongestionantes en spray: solo pueden utilizarse por tres días, y los síntomas son crónicos.

ANTIINFLAMATORIOS

• Los esteroides en spray como el Fluticasone pueden recetarse si la sinusitis crónica ha sido causada por alergias.

• Si necesita un mayor alivio, pueden recetarse nuevos medicamentos antialérgicos como los antileucotrienos (Singulair) o los inhibidores de las células mastocitos (Intal).

• El acetaminofeno, ibuprofeno, o aspirina, pueden tomarse dos veces al día para el alivio temporal del dolor de cabeza.

CONTROL DE LA TOS

• Si se presenta tos, se debe al goteo de moco proveniente de la congestión en los pasajes de los senos. Es importante tratar la sinusitis crónica subyacente desde su origen en vez de encubrir la tos refleja.

Antibióticos

- Los antibióticos como la Augmentina o el Levaquin se recetan durante cuatro a seis semanas, un período mucho más largo que los cinco a siete días prescritos tradicionalmente para la mayoría de las otras infecciones de las vías respiratorias superiores.
- Si las afecciones no parecen mejorar o los síntomas reaparecen poco después del final del tratamiento, se puede recetar un antibiótico del grupo de las quinolonas como el Levaquin, por cuatro a seis semanas adicionales.
- Si la sinusitis no responde a los antibióticos, podría necesitarse una terapia antifungosa por vía nasal.

Vacunas

- No existe ninguna disponible.

Medicamentos Antivirales

- No son aplicables.

Terapia Nutricional

- Comidas regulares y:
- Sopa de pollo una vez al día.
- Dos o tres tazas diarias de té caliente.
- Cuatro a cinco porciones de agua fría, té o soda dietética al día.

Hidroterapia

- Enjuague nasal con un spray manual o un irrigador automático dos veces al día.
- En ambientes con aire seco, utilice un humidificador en su cuarto en horas de la noche.
- Baños con agua caliente.
- Compresas de hielo en caso de dolor.

Suplementos

- Ninguno indicado.

Prevención de la Sinusitis Crónica

La mejor forma de evitar problemas de sinusitis crónica es cuidar los resfriados y las alergias que conducen a la obstrucción permanente de las vías respiratorias.

Sí tiene un resfriado, haga todo lo posible para controlar la congestión. Tome líquidos para adelgazar el moco, aplique descongestionantes en spray en el interior de la nariz para aliviar la hinchazón de las vías respiratorias, y utilice un spray nasal salino para disolver el moco seco y endurecido. Si el resfriado dura más de una semana o de diez días, consulte con su médico, quien podrá prescribirle antiinflamatorios en spray, o de ser necesario, un breve tratamiento con antibióticos.

No sufra durante varias semanas antes de acudir al médico. Esta demora dificulta considerablemente el tratamiento efectivo de los problemas de los senos. La inflamación y la hinchazón pueden producir cambios en los huesos de los senos que obstruyan los orificios de drenaje, los cuales son pequeños.

Si usted tiene alergias, trátelas regularmente y no solo cuando sienta congestión. Tome medicamentos para la alergia todos los días, no solo para controlar los síntomas sino para prevenir los cambios imperceptibles en las células y vías respiratorias que generan un problema de grandes proporciones en los senos. Cuando las alergias son los detonantes, como he mencionado anteriormente, acostumbro prescribir sprays y medicamentos por vía oral para controlar la liberación de mediadores alérgicos como las histaminas y los leucotrienos.

CAPÍTULO 6

BRONQUITIS: CUANDO LA TOS ES MÁS QUE UNA TOS

Podría decirse que Nueva York es la capital mundial del arte. Hay más museos de arte, galerías y casas de subasta de arte, y más artistas, como mi paciente Kelsa Berger, que viven y trabajan aquí más que en cualquier otra ciudad. Kelsa me llama por lo menos una vez al año debido a un resfriado que le produce una tos que le dura varias semanas y no la deja dormir. Aunque solo tiene treinta y cinco años, nunca ha fumado y no tiene historia de asma, ella tiende a desarrollar bronquitis después de contraer una infección viral leve.

La bronquitis es una inflamación de los bronquios (ver ilustración en la página 107), que son laxos y suaves en estado normal, pero que se obstruyen con moco y se hinchan debido a la irritación que se presenta con la bronquitis (ver ilustración en la página 107). La bronquitis es responsable por 34 millones de visitas anuales a los consultorios médicos en los Estados Unidos.

En realidad, existen tres modalidades diferentes de bronquitis: (1) bronquitis bacteriana o viral aguda, que puede darse durante una infección respiratoria viral como el resfriado o la gripe; (2) bronquitis crónica, un desorden pulmonar progresivo causado por la exposición al humo del cigarrillo o a la irritación ambiental; (13) exacerbaciones agudas de bronquitis crónica, que suele ser una bronquitis bacteriana que se da en los pulmones afectados de individuos con EPOC (enfermedad pulmonar crónica y destructiva).

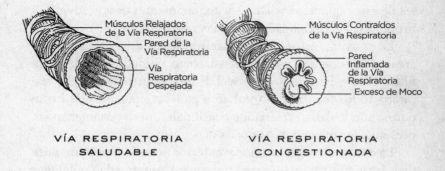

Músculos Relajados de la Vía Respiratoria
Pared de la Vía Respiratoria
Vía Respiratoria Despejada

Músculos Contraídos de la Vía Respiratoria
Pared Inflamada de la Vía Respiratoria
Exceso de Moco

VÍA RESPIRATORIA SALUDABLE　　　**VÍA RESPIRATORIA CONGESTIONADA**

BRONQUITIS VIRAL AGUDA

Síntomas de la Bronquitis Viral Aguda

En la bronquitis aguda, el síntoma característico de la tos aparece durante una enfermedad viral rutinaria y con frecuencia se prolonga varias semanas. Diferentes estudios han demostrado que la bronquitis se desarrolla en el 30 por ciento de los pacientes con resfriados y en el 90 por ciento de los pacientes con gripe. La infección viral irrita inicialmente el recubrimiento superficial (epitelial) de las vías respiratorias, provocando la liberación de compuestos inflamatorios. Esto conduce a la producción de mucosa y a la constricción de las vías respiratorias.

Causas de la Bronquitis Aguda

La irritación ambiental puede aumentar las posibilidades de desarrollar bronquitis viral. Kelsa vivía y trabajaba en un loft grande. Hacía sus instalaciones de multimedia en la parte central de su apartamento y había destinado un pequeño espacio para su vivienda en una esquina del loft. El olor de la pintura al óleo, de solventes y vapores de soldadura invadían todo el espacio. Cuando Kelsa contrajo una infección viral, los altos niveles de estos químicos volátiles y contaminantes desencadenaron bronquitis e irritabilidad en las vías respiratorias.

La convencí para que instalara un muro divisorio entre las áreas de residencia y trabajo, así como unidades HEPA para filtrar el aire. Esto redujo el nivel de contaminantes que ella respiraba todos los días. No volvió a padecer episodios de bronquitis; aún le daban resfriados ocasionales, pero terminaban sin presentar problemas a los pocos días.

La contaminación interior y exterior no es la única cómplice de la bronquitis viral. Si usted tiene asma, enfermedad pulmonar crónica, o fuma cigarrillo, tendrá una mayor probabilidad de desarrollar bronquitis si contrae una gripe o resfriado.

Transmisión de la Bronquitis Viral Aguda

La bronquitis no es contagiosa, pero puede darnos por un virus de la gripe o del resfriado que produce la infección original. Tomar medidas preventivas contra esas dolencias, entre las cuales está lavarse las manos y vacunarse contra la gripe, disminuirá notablemente el riesgo de desarrollar esta consecuencia viral tan frecuente.

El Impacto de la Infección

El virus que causa la infección respiratoria o la bronquitis irrita la tráquea y los bronquios. Las vías respiratorias se congestionan con sangre y fluidos emanados por los vasos sanguíneos. El incremento en la producción de moco también contribuye al bloqueo de las vías respiratorias. Si se presenta una infección viral particularmente severa, la superficie de las vías respiratorias puede sufrir lesiones y desgarraduras. No es anormal que la irritación inducida por los virus produzca la gran sensibilidad de las vías respiratorias que generalmente se ven en casos de asma.

Diagnóstico: No Todas las Toses son Sinónimo de Bronquitis

Cuando examino a un paciente que tiene tos después de un resfriado, es importante realizar un diagnóstico adecuado. En primera instancia, siempre indago sobre las alergias nasales crónicas que pueden hacer que el moco se deslice por la garganta y cause la tos. El asma también es una posibilidad cuando la tos es la mayor queja. Si usted tiene un historial de alergias, fiebre del heno o eczema, resuella al respirar, o tiene familiares que padezcan asma, yo le haría una prueba de función pulmonar conocida como espirometría. Este examen es bastante simple, solo dura seis segundos, y nos dirá con qué eficiencia sus pulmones pueden tomar aire y expulsarlo rápidamente. Si su función pulmonar es inferior a la esperada para su edad, yo observaría el efecto de un medicamento inhalado que relaja las vías respiratorias afectadas por el asma. Si la mejoría es mínima, sospecharía que hay una bronquitis, pero si el alivio es considerable, el diagnóstico sería asma.

La tos también puede ser producida por la acidez estomacal. El exceso de ácido estomacal que es regurgitado de manera crónica al esófago y que termina entrando los pulmones, producirá irritación y tos. Si usted tiende a eructar, si la tos lo despierta a medianoche, y si acostumbra a comer tarde, es probable que la tos se deba al ERGE o enfermedad de reflujo gastroesofágico. El tratamiento más efectivo se realiza con agentes que reducen el nivel de ácido en el estómago como el Pepsic y el Prilosec.

La mayoría de los pacientes que llegan con tos a mi consultorio esperan que yo les tome una radiografía, y casi nunca se decepcionan. Como neumólogo, creo que puedo tomar radiografías normales del pecho, pues tengo máquinas de rayos X en mi consultorio de la Facultad de Prácticas del Mount Sinai, donde recibo a mis pacientes. No obstante, si usted fuma, es mayor de 40 años, tiene tos y fiebre, yo pensaría que debería someterse a una radiografía en el pecho sin importar qué seguro de salud tenga. Debido a que las personas tienden a visitar a los médicos de manera irregular en estas épocas de salud administrada, es probable que sus seguros de salud sean más irregulares que en el pasado. Una enfermedad aguda como la bronquitis puede ofrecerle a un médico la oportunidad para examinar al paciente y detectar un posible problema en una fase temprana.

Si la radiografía del pecho no muestra casi nada, es una señal positiva. La ausencia de infiltrados disparejos (zonas blancas con mayor densidad dentro del tejido pulmonar) significa que no hay neumonía y que en términos generales estamos tratando una infección pulmonar relativamente superficial. También nos mostrará otras anomalías en el tejido pulmonar y nos ayudará a identificar problemas antes que se agraven.

También es importante distinguir la bronquitis de la pleuresía. La pleuresía es una inflamación de la pleura, una membrana que tiene dos capas y que cubre la cavidad torácica (ver ilustración en la página 107). Nos olvidamos por completo de ella hasta que se irrita. Los síntomas incluyen dolores del pecho, dificultad respiratoria, una tos más seca que húmeda, y escalofrío en algunas ocasiones. El dolor del pecho empeora cuando usted tose, estornuda, se mueve o respira profundo. La pleuresía

CONSEJO RÁPIDO:

El resfriado que causa bronquitis se conoce normalmente como resfriado de las vías respiratorias inferiores. Aquello resfriados cuyos síntomas terminen en la garganta se denominan resfriados de las vías respiratorias superiores.

puede presentarse como resultado de una infección viral, de una neumonía, de una coagulación en la sangre, o incluso de una pancreatitis, pero se suelen desconocer las causas. El dolor en el pecho también puede ser señal de una enfermedad más seria, así que en algunos casos el médico necesitaría introducir una aguja para remover fluido de los espacios pleurales y poder examinarlos. Si el dolor está asociado con la infección bacteriana en el pecho, como la neumonía bacteriana, el fluido podría ser estéril (sin crecimiento bacteriano), y simplemente indicará una irritación de la pleura por la neumonía adyacente, o una posible infección de la pleura. Este último episodio debería tratarse con un agente antibiótico apropiado, con un analgésico adecuado como el acetaminofeno, ibuprofeno o narcótico, y un fuerte medicamento contra la tos para controlar los episodios. Podría haber necesidad de remover el fluido generado por la bacteria con un tubo para el tórax o practicar una cirugía para erradicar la infección y evitar que la pleura sufra daños posteriores.

Prevención de la Bronquitis Viral

La prevención de la bronquitis viral comienza con la prevención de la gripe o resfriado original. Durante la temporada de resfriados que va desde comienzos de otoño hasta el inicio de la primavera, asegúrese de lavarse las manos con frecuencia. Una vacuna anual contra la gripe no solo lo protegerá contra esta enfermedad, sino que también disminuirá el riesgo de desarrollar una bronquitis debilitante. Si usted es víctima de la gripe y tiene un historial de desarrollar bronquitis o padece problemas de salud, su médico podría prescribirle antivirales como Tamiflu o Relenza. Estos medicamentos reducirán los síntomas de la gripe, la duración enfermedad, y posiblemente detengan la progresión hacia la bronquitis.

Aspectos del Tratamiento de la Bronquitis Viral

Aunque la mayoría de los casos de bronquitis son causados por un virus o por irritación ambiental, muchas veces los pacientes piden y reciben prescripciones de antibióticos. De hecho, el 80 por ciento de los pacientes que visitan al médico con bronquitis reciben una prescripción de antibióticos. Se calcula que el 30 por ciento de todas las prescripciones de estos medicamentos milagrosos son para la bronquitis, contra la cual tiene posiblemente un efecto menor.

Los Centros para el Control y Prevención de Enfermedades y el Colegio Americano de Médicos han realizado campañas masivas para invitar a los médicos a que no prescriban antibióticos en la mayoría de los casos de bronquitis, y han lanzado campañas públicas de información para sugerirles a las personas que no pidan este tipo de medicamentos. Los oficiales de la salud están preocupados porque el uso excesivo de antibióticos en casos innecesarios está conduciendo al desarrollo de bacterias resistentes a los antibióticos, de tal manera que en un futuro cercano no tengamos antibióticos eficaces cuando los necesitemos desesperadamente para combatir fuertes infecciones bacterianas.

Los parámetros actuales para personas saludables aconsejan a los médicos a no prescribirles originalmente antibióticos para la bronquitis. Sin embargo, cuando una persona tiene problemas de salud como diabetes, enfermedad cardiaca o fuma cigarrillo, los antibióticos podrían ser una opción más adecuada, ya que la

PLAN DE TRATAMIENTO: BRONQUITIS VIRAL

Antihistamínicos

- Utilice antihistamínicos tradicionales según las instrucciones del fabricante.

Descongestionantes

- Aplique spray nasal anticolinérgico por tres días, y sustituya por un descongestionante oral si es necesario.

Antiinflamatorios

- Acetaminofeno (650 mg), aspirina (500 mg), o ibuprofeno (200 mg) dos veces al día durante la fase aguda de la enfermedad (generalmente tres a cuatro días).
- Broncodilatador Beta Agonistas hasta cuatro veces al día hasta que la tos desaparezca. Puede tomarlo como máximo por seis semanas.

Alivio de la tos

- Supresores de venta libre que contengan dextrometorfano o prescripciones recetadas con codeína por tres a cinco días. Siga las instrucciones del empaque.
- Si la tos dura más de una semana, usted podría necesitar un broncodilatador como el albuterol o el Atrovent. Los antiinflamatorios en spray como Flovent o Qvar podrían ser útiles.

Antibióticos

- Generalmente no son necesarios para la bronquitis viral. Si aumenta la fiebre o si el moco adquiere un color amarillo o verde, consulte con su médico el uso de antibióticos.

VACUNAS

- No existe ninguna específicamente para la bronquitis viral. Sin embargo, y ya que hasta el 90 por ciento de las personas con gripe desarrollan algún grado de bronquitis, una vacuna anual contra la gripe reducirá sustancialmente el riesgo de desarrollar bronquitis después de la gripe.

MEDICAMENTOS ANTIVIRALES

- Los medicamentos antivirales como el Tamiflu utilizados en las primeras 48 horas de la gripe han demostrado una reducción en el riesgo de desarrollar complicaciones como la bronquitis, pero no ayudan directamente al tratamiento de la bronquitis viral.

TERAPIA NUTRICIONAL

- Comidas normales.
- Si le gustan y resiste las comidas condimentadas, tome jugo de tomate con rábano picante y sopas agridulces, o huevos revueltos con salsa picante para despejar la congestión de las vías respiratorias.
- Beba tres o cuatro tazas de té caliente al día. Agregue miel y limón para aliviar la irritación de la garganta producida por la tos.

HIDROTERAPIA

- Baños de agua caliente en la mañana para aflojar el moco en las vías respiratorias.
- Si siente congestión durante el día, utilice un vaporizador con extracto de eucalipto.
- Mantenga su habitación bien hidratada con un humidificador.
- Tome cuatro o cinco vasos de líquido al día.

SUPLEMENTOS

- No se conoce ninguno que sea efectivo.

infección masiva bacteriana es mucho más común. Este es un tema que usted deberá discutir con su médico.

En mi práctica, si me siento cómodo con que el diagnóstico es una bronquitis viral, opto por el tratamiento habitual, que consiste en un broncodilatador que abre las vías respiratorias y alivia la irritación en los bronquios.

BRONQUITIS BACTERIANA AGUDA

Causas y Síntomas de la Bronquitis Bacteriana Aguda

Las vías respiratorias inferiores normalmente son estériles, es decir, que están libres de gérmenes. La mayoría de las bronquitis bacterianas agudas comienzan como una bronquitis viral. La infección viral de las vías respiratorias afecta a la mucosa de la vía respiratoria y la hace más susceptible a la invasión bacteriana.

Si usted tiene enfermedades crónicas de las vías respiratorias como bronquitis o asma crónica, sus vías respiratorias siempre estarán irritadas, afectadas, y tendrá una mayor posibilidad de desarrollar una bronquitis bacteriana luego de una gripe o resfriado.

Además de una tos molesta, los síntomas de la bronquitis bacteriana incluyen fiebre alta varios días después de que las fiebres leves producidas por la gripe o resfriado original hayan disminuido. La producción de flema aumenta; si antes era clara y delgada, ahora se vuelve más espesa y turbia o de color amarillo verdoso. Este cambio de color indica que los glóbulos blancos han muerto tras devorar a innumerables bacterias y dejar residuos de desechos celulares (especialmente ADN). Adicionalmente, los mecanismos del cuerpo que combaten enfermedad generan la liberación de protaglandinas, lo que produce una fiebre más alta.

En la bronquitis bacteriana que sigue a una bronquitis viral o que se desarrolla en las vías respiratorias afectadas, el exceso de moco en estas vías que están hinchadas e irritadas se convierte en un lugar ideal para el crecimiento de bacterias como el *estreptococo* o *estafilococo* dorado. Estas bacterias se encuentran generalmente en nuestras vías respiratorias superiores y están a la espera de situaciones como una gripe o resfriado para hacer sentir su presencia. La bronquitis bacteriana no nos la contagian otras personas, sino que nos infectamos a nosotros mismos.

Diagnóstico de la Bronquitis Bacteriana

El historial de la enfermedad original (generalmente una infección respiratoria viral o asma o bronquitis crónica subyacente) además del desarrollo de nuevos síntomas como fiebre, sugieren que la bronquitis viral (o la bronquitis crónica) ha empeorado y se ha desarrollado en una enfermedad bacteriana. Un examen de sangre mostrará un número elevado de glóbulos blancos y un aumento de células llamadas *polimorfonucleares* (PMN), que representan un claro indicio de infección. El examen del esputo con la tinción de Gram generalmente muestra muchas bacterias y glóbulos blancos. Los rayos X pueden tener lo que llamamos una "apariencia sucia." Los bronquios aparecen un poco más gruesos, y las marcas, esas líneas pequeñas y ásperas de los pulmones, aumentan. Siempre habrá marcas en cualquier radiografía, pero cuando hay inflamación, el número de marcas puede aumentar.

Prevención de la Bronquitis Bacteriana

Si quiere evitar que la bronquitis bacteriana se desarrolle después de una invasión viral, tome té caliente y sopas en abundancia, pues adelgazan el moco en las vías respiratorias. Las bacterias prefieren crecer en mocos gruesos y viejos; además, es importante mantener el cuerpo hidratado. Las duchas con agua caliente y el vapor ayudarán a remover el moco duro y seco de las vías respiratorias superiores y bajas. Los médicos ya no recetan antibióticos para la *prevención* de la bronquitis bacteriana, pues no parecen ser efectivos y pueden conducir a una mayor resistencia bacteriana.

Tratamiento de la Bronquitis Bacteriana

El tratamiento tiene como objetivo controlar tanto la infección como los síntomas. Los antibióticos de espectro amplio como la Augmentina o el Levaquin, que son específicos para los tipos de bacterias presentes en la bronquitis bacteriana, pueden ingerirse por cinco a siete días. Los broncodilatadores, unos medicamentos para mantener las vías respiratorias abiertas, le ayudarán a respirar con mayor facilidad, a expulsar el moco infectado, y a disminuir la tos tras eliminar la materia irritante de las vías respiratorias.

PLAN DE TRATAMIENTO: BRONQUITIS BACTERIANA

ANTIHISTAMÍNICOS

- No son necesarios.

DESCONGESTIONANTES

- No son necesarios.

ANTI-INFLAMATORIOS

- Utilice acetaminofeno, ibuprofeno, o aspirina dos o tres veces al día para la fiebre.

Alivio de la tos

- Comience con medicamentos para la tos que contengan dextrometorfano o codeína.
- Si la tos persiste, utilice un broncodilatador como Atrovent tres o cuatro veces al día por un período de hasta seis semanas.

Antibióticos

- Augmentina o Levaquin de cinco a siete días.

Vacunas

- Una vacuna anual contra la gripe prevendrá la infección viral más común que conduce a la bronquitis bacteriana.

Medicamentos Antivirales

- Los medicamentos como el Relenza o el Tamiflu pueden recetarse para limitar los síntomas de la gripe y prevenir el desarrollo de bronquitis bacterianas si usted tiene un riesgo alto de desarrollar complicaciones.

Terapia Nutricional

- Comidas normales y:
- Una taza de sopa caliente al día.
- Dos o tres tazas diarias de té caliente.
- Tres a cuatro tazas de agua, jugo o soda dietética al día.
- Una porción de algún alimento con especias, como por ejemplo, jugo de tomate con rábanos picantes, o una sopa agridulce (opcional).

Hidroterapia

- Baño con agua caliente en la mañana.
- Si el aire está muy seco, utilice un humidificador en su habitación durante la noche.
- Gárgaras salinas una o dos veces al día para aplacar el reflejo de tos en la garganta.

BRONQUITIS CRÓNICA

La bronquitis crónica se presenta luego de un daño prolongado al pulmón causado por el humo de cigarrillo y/o por altos niveles de contaminación ambiental. Se la llama tos de fumador y se calcula que afecta a 12 millones de estadounidenses; se caracteriza por una tos que literalmente se prolonga durante varios años, por un aumento en la flema, y una dificultad respiratoria cada vez mayor. La bronquitis crónica es una modalidad de enfermedad pulmonar conocida como EPOC, o enfermedad pulmonar obstructiva crónica.

Aunque la bronquitis crónica es actualmente la cuarta causa de muerte en los Estados Unidos, pocas personas en nuestro país han escuchado hablar de ella. Casi siempre, las personas que tienen esta enfermedad me consultan para aliviar las molestias causadas por la tos, y a menudo se sorprenden al saber que tienen una enfermedad crónica y progresiva.

Causas de la Bronquitis Crónica

La bronquitis crónica es una enfermedad pulmonar progresiva y crónica. Se cree que es causada por la inflamación sufrida durante varios años de vida por la exposición al tabaco. Aunque las exposiciones ambientales como la contaminación ocupacional del aire también están relacionadas con la bronquitis crónica, se puede decir que si no fuera por los cigarrillos, la bronquitis crónica no sería el problema que actualmente representa en los Estados Unidos.

Cuando el pulmón está expuesto de manera repetitiva al humo del tabaco, se presentan varios cambios. Cuando inhalamos, las glándulas del moco se hacen más grandes, y aparecen nuevas glándulas en otras partes, lo que conduce a un aumento en la producción de fluido pegajoso. Las vías respiratorias se irritan por el moco, y la irritación produce tos, que es el recurso que tiene el cuerpo para tratar de despejar el moco. Esta es la popular "tos del fumador." Para empeorar las cosas, el humo del cigarrillo paraliza los cilios, y no puede despejar el moco de las vías respiratorias. La consecuente acumulación de bacterias y de contaminantes crea más inflamación e infección.

La situación empeora aún más. Esta inflamación en las vías respiratorias estimula al sistema defensivo, el cual envía glóbulos blancos para rodear a las bacterias y partículas invasoras. La presencia de estas células causa ruptura, irritación, y engrosamiento de las vías respiratorias, un proceso al que llamamos *remodelación*. Eventualmente, las vías respiratorias se estrechan, lo que dificulta la respiración y ocasiona dificultad respiratoria.

Transmisión de la Bronquitis Crónica

Recuerde que la bronquitis crónica no es una enfermedad infecciosa. Se cree que hay una tendencia genética subyacente a desarrollar problemas en respuesta a la exposición al humo del tabaco, pero no sabemos quiénes puedan ser vulnerables a esto. La única forma de prevenir una enfermedad pulmonar crónica es evitar el humo del cigarrillo. Si no fuma, absténgase de hacerlo. Si fuma, debería dejar el cigarrillo.

FUMADORES PASIVOS

Según los Centros para el Control y Prevención de las Enfermedades, cincuenta mil personas mueren cada año debido a la exposición al humo ajeno. Sabemos que los niños que viven en casas donde hay fumadores tienen un mayor riesgo de desarrollar asma y bronquitis crónica. No fume cerca de otras personas y no deje que otras personas lo hagan cerca de usted.

Diagnóstico de la Bronquitis Crónica

Por definición, la bronquitis crónica es una tos productiva que dura tres meses durante dos años seguidos. Una radiografía podría mostrar engrosamiento en las vías respiratorias y un aumento de marcas en los pulmones. El esputo puede presentar sangre, cosa que no significa que los pulmones estén sangrando, sino que los pequeños vasos sanguíneos se han rasgado debido a la tos prolongada.

Una de las claves más importantes para la bronquitis crónica es el historial de tabaquismo del paciente. Medimos la exposición al cigarrillo en términos de "paquetes por año," es decir el número de años que usted ha fumado, multiplicado por el número promedio de paquetes que ha fumado al día. Por ejemplo, si usted fuma desde hace diez años y se fuma un paquete al día, equivale a diez paquetes por año. Las estadísticas indican que

EL EXAMEN DE SEIS SEGUNDOS QUE PUEDE SALVARLE LA VIDA

Un examen sencillo, sin dolor y económico, puede mostrar como están funcionando sus pulmones. Se llama espirometría, y puede ofrecerle a su médico la información que permita salvarle la vida. Antes de realizar el examen, yo anoto la información básica: edad, peso, estatura, raza y sexo. Esto nos ofrecerá un conjunto de resultados existentes para estas características. El examen consiste en soplar por una boquilla localizada en un aparato que mide el flujo de aire. Los números indican qué tan bien funcionan sus pulmones.

La Sociedad Americana del Tórax señala que la espirometría debe ser parte de un examen anual para fumadores y ex fumadores mayores de 40 años. Este examen puede detectar problemas antes de que causen síntomas y pérdida de la función pulmonar.

los problemas de salud generalmente aparecen alrededor de los 20 paquetes por año, pero esto no significa que usted pueda seguir fumando sin experimentar problemas hasta que haya alcanzado el número mágico de los veinte. Los daños causados por la exposición al tabaco suceden durante todos los años que usted haya fumado, y cuando llegue alrededor de 20 paquetes por año, se desarrollan estados de enfermedad claramente definidos. Mientras más rápido deje de fumar, más disminuirá su riesgo de desarrollar problemas de salud derivados del cigarrillo.

Prevención de la Bronquitis Crónica

A veces pareciera que el humo de cigarrillo es como un gorila de 700 libras sentado en mi escritorio. Es un problema descomunal, pero delicado de hablar con mis pacientes. Fumar es una causa importante de bronquitis crónica, y la mayoría las personas admiten que dejar el cigarrillo es fundamental para tener unos pulmones saludables. Menos conocida es la importancia de la dieta y el ejercicio para la fortaleza y salud de las vías respiratorias.

Durante más de 40 años, los investigadores han demostrado una relación entre la dieta y el riesgo de hipertensión arterial, diabetes, enfermedad cardiaca, y algunos tipos de cáncer. Actualmente, varios estudios sugieren que la dieta puede ser importante para reducir la probabilidad de desarrollar enfermedad pulmonar. Los médicos han descubierto que las personas cuyas dietas eran ricas en frutas y vegetales tenían menores índices de asma y de enfermedad pulmonar crónica, incluso quienes fumaban.

Un estudio realizado sobre los hábitos alimenticios de nueve mil estadounidenses mostró que las personas con bajos niveles de vitamina C en la sangre tenían incluso una incidencia más alta de bronquitis. Un estudio semejante realizado en la Universidad John Hopkins encontró que los hombres y mujeres con bajos niveles de vitamina A. tenían una mayor incidencia de obstrucción en las vías respiratorias. Adicionalmente, la Tercera Encuesta Nacional para la Revisión de la Salud y Nutrición (NHANESIII), encontró que las personas con un alto consumo de vitamina E tenían una mejor función pulmonar.

Debido a estos resultados tan interesantes, el próximo paso consistió en ver si los suplementos de vitamina C, E o A ofrecían los mismos beneficios pulmonares. Un estudio conjunto realizado en Finlandia por el Instituto Nacional de Salud Pública monitoreó la salud de treinta mil hombres que fumaban cigarrillo. A un grupo se le suministró vitaminas, mientras que a otro se le dio placebo (pastillas de azúcar). Al final del estudio, que duró seis años, se constató con decepción que no había diferencias en la salud pulmonar entre los grupos.

Los resultados del Estudio sobre la Eficiencia del Betacaroteno y el Retinol (CARET), en el que se monitoreó la salud de 18,000 personas que tenían riesgo de cáncer pulmonar, fueron más desconcertantes aún. Los participantes que tomaron suplementos de betacaroteno tuvieron un *incremento del 40 por ciento* en mortandad por cáncer pulmonar. No menos inquietante fue descubrir que los hombres participantes en el estudio CARET que recibieron suplementos mostraron un *incremento del 30 por ciento* en mortalidad debida a todas las causas, entre ellas a enfermedad cardiaca.

¿Qué sucedió? Algunos médicos sugirieron que las dosis de suplementos eran inadecuadas, mientras que otros expertos creyeron que los estudios fueron demasiado cortos para mostrar beneficios. Actualmente sabemos que las dietas ricas en frutas y vegetales, no los suplementos vitamínicos, ofrecen beneficios pulmonares. Para tener un menor riesgo de desarrollar bronquitis crónica, consuma entre cinco y siete porciones de frutas y vegetales al día.

El Aire de Aquí

La Agencia para la Protección Ambiental (EPA) calcula que la calidad del aire en nuestros hogares y sitios de trabajo suele ser de dos a cinco veces peor que el de afuera. Todos los pisos y habitaciones de su hogar contienen sustancias irritantes a los pulmones. Nuestros hogares cuentan con eficientes sistemas de energía que pueden reducir la cuenta de la calefacción, pero tienden a mantener encerrados a los contaminantes que hay adentro. El polvo, la caspa y pelos de animales, el moho, las bacterias y el polen pueden crear altos niveles de irritación.

Pasamos hasta un 90 por ciento de nuestro tiempo en interiores, y es esencial mejorar la ventilación para que haya un aire saludable en nuestros hogares. Encienda el aire acondicionado durante la primavera y el verano para eliminar contaminantes del aire y para humedecer su hogar. Un buen sistema de aire acondicionado debería eliminar incluso las partículas irritantes más grandes como el humo y el polen. Un limpiador portátil de aire con un filtro HEPA elimina el 95 por ciento de las partículas contaminantes más pequeñas. Algunas marcas de este tipo de limpiadores de aire, como los fabricados por Honeywell, eliminan hasta el 95 por ciento de las bacterias del aire.

Aspectos del Tratamiento de la Bronquitis Crónica

La bronquitis crónica recibe un tratamiento diferente al de otras enfermedades respiratorias. El objetivo no solo es ofrecer un alivio temporal de los síntomas, sino también elaborar un programa de cuidados para que las vías respiratorias funcionen adecuadamente. Yo podría recetar broncodilatadores inhalados de efecto prolongado como el Spiriva, que ayuda a mantener abiertas las vías respiratorias durante 24 horas. Si usted se siente sin aire luego de correr para tomar el bus o de haber perdido su billetera, los broncodilatadores de "rescate" de efecto rápido como el Atrovent pueden ser útiles. Cuando las alergias y/o el asma también están presentes, yo agregaría un esteroide inhalado como el Pulmicort, o una combinación de un bronco-

OTRA PREOCUPANTE CAPA DE OZONO

Otros limpiadores de aire disponibles para controlar la cantidad del aire tienen una efectividad mucho menor que los limpiadores tipo HEPA. Los limpiadores de aire con ionizadores despejan el aire al ionizar las partículas que se encuentran en él, adhiriéndolas al piso y las paredes. Sin embargo, las partículas no tardan en ser sacudidas por la actividad y las corrientes de la habitación, y regresan al aire que usted está inhalando. Algunos modelos de limpiadores de aire con ionizadores despiden ozono, una sustancia especialmente peligrosa y que irrita los pulmones. Un estudio publicado en el *Journal of Applied Occupational and Environmental Hygiene* encontró que algunos modelos de limpiadores de aire con ionizadores producen niveles de ozono que sobrepasan los estándares de calidad del aire establecidos por la EPA.

dilatador y un esteroide como el Advair para reducir la inflamación y la broncoconstricción. Si la secreción de moco es muy molesta, un medicamento antiguo pero efectivo, llamado teofilina, ha demostrado ser efectivo.

Actualmente, estamos reconociendo también que el ejercicio es importante para la salud pulmonar. La actividad física regular contribuye al fortalecimiento y a la construcción muscular, y un cuerpo ejercitado tiene una menor necesidad de oxígeno. En consecuencia, los pulmones no necesitan trabajar tanto, lo que supone una gran ventaja para las vías respiratorias afectadas por la bronquitis crónica.

El ejercicio no tiene que ser prolongado y agotador. Programar sesiones de ejercicio de 30 minutos durante tres o cuatro días semanales le brindará importantes beneficios a sus pulmones.

PLAN DE TRATAMIENTO: BRONQUITIS CRÓNICA

ANTIHISTAMÍNICOS

- No son necesarios.

DESCONGESTIONANTES

- No son necesarios.

ANTIINFLAMATORIOS

- Esteroides en spray inhalados como el Fovent y el Qvar.
- Broncodilatadores:
    - De efecto corto: albuterol, Atrovent.
    - De efecto prolongado: Serevent, Spiriva.
    - Teofilina

ALIVIO DE LA TOS

- Supresores de la tos que contengan codeína.

ANTIBIÓTICOS

- Recetados en infecciones respiratorias para tratar (tempranamente) exacerbaciones agudas.

VACUNAS

- Vacuna anual contra la gripe.
- Vacuna contra la neumonía cada diez años.

MEDICAMENTOS ANTIVIRALES

- El Tamiflu o el Relenza pueden recetarse si se desarrollan síntomas de la gripe (del primero al segundo día).

Terapia Nutricional

- Las dietas ricas en frutas y vegetales han demostrado disminuir el riesgo de bronquitis crónica.

Hidroterapia

- Báñese con agua caliente para humedecer y aflojar las secreciones secas.
- Evite el humo del cigarrillo.
- Haga ejercicio en interiores dos a tres veces por semana.
- Mejore la calidad del aire de su hogar cambiando las alfombras; utilice un limpiador de aire tipo HEPA.
- Si tiene un perro o gato en casa, no lo deje entrar a su habitación.

EXACERBACIONES AGUDAS DE LA BRONQUITIS CRÓNICA

Los pacientes con bronquitis crónica pueden sentirse bien la mayoría del tiempo si reciben un tratamiento adecuado. Aunque es probable que usted no alcance a ganar una maratón, podrá disfrutar y realizar actividades como trabajar, jugar y viajar. Sin embargo, y debido a razones que no entendemos por completo, es posible que se presente un brote agudo de síntomas que podría ocasionar una crisis médica llamada *exacerbación aguda*. Con frecuencia, este tipo de episodios le permitirán descubrir que tiene bronquitis crónica.

En términos generales, los síntomas de una exacerbación aguda distan de ser leves. El paciente experimenta una mayor dificultad para respirar, un incremento en la tos, y un aumento molesto de la flema. En algunos casos la persona siente una necesidad de aire casi desesperante.

Las exacerbaciones agudas suelen comenzar con enfermedades virales menores como una gripe o resfriado. Con respecto a Carla Penny, una paciente mía, sé con anticipación la fecha en que me llamará con síntomas de exacerbación aguda. Carla me llama alrededor de la Navidad y de la Pascua con los típicos síntomas de dificultad respiratoria. Además de ser una reconocida escritora para revistas femeninas, Carla es la matrona de su familia y sus numerosos nietos la adoran y le dan muchas cosas en diciembre y abril.

Usted no contrae exacerbaciones agudas, pero sí puede contraer los virus o bacterias que la provocan. Comencé a sospechar que el gran número de hermosos nietos podría ser la fuente de sus infecciones durante estas fechas. Les suministré vacunas contra la gripe a todos los niños y a sus padres, y hablamos sobre las señales y síntomas del resfriado y de la irritación de garganta. Todos aceptaron aplazar la visita a casa de su abuela si se presentaban indicios de moquera o irritación en la garganta. Han pasado cinco años, y Carla ha tenido una sola exacerbación leve.

La exacerbación aguda también puede ser producida por la exposición a altos niveles de contaminación ambiental o alérgenos naturales.

Harry Learmer es un productor que vive entre las dos costas, y tiende a desarrollar exacerbaciones agudas en la soleada California antes que en el lluvioso estado de Nueva York. Sus problemas parecen deberse a los altos niveles de ozono que se encuentran presentes en el calor y la humedad de los veranos del sur de California.

Para Harry, la solución fue muy sencilla: no ir a Los Angeles cuando había problemas de smog. El resultado: se mantuvo ocupado y saludable.

El Impacto de la Infección en la Bronquitis Crónica

La infección hace que las glándulas mucosas trabajen tiempo extra. Las paredes de las vías respiratorias se hinchan y los niveles de bacterias aumentan. El cuerpo reacciona produciendo compuestos inflamatorios como los interleuquinas y las bradicininas, las cuales irritan las vías respiratorias y hacen que se contraigan, lo que produce dificultad respiratoria. Recuerde que el problema no es la infección ni la irritación, sino la reacción de las vías respiratorias a estas situaciones.

El Diagnóstico de la Exacerbación Aguda de la Bronquitis Crónica

Después de escuchar su historial de exposiciones ambientales y esos síntomas actuales, yo sospecho que hay una exacerbación aguda de bronquitis crónica. Una radiografía del pecho no presenta generalmente cambios significativos (a menos que haya neumonía), y los niveles de glóbulos blancos serán bastante normales. Un examen con un espirómetro me dará una idea más acertada de la efectividad con la que sus pulmones pueden inhalar y exhalar aire. En caso de una exacerbación aguda, generalmente observo un número inferior al esperado, lo que indica que los pulmones están teniendo problemas para exhalar debido al estrechamiento de las vías respiratorias.

Si usted ha dejado pasar varios días antes de consultarme, es probable que haya desarrollado una infección bacteriana secundaria. La neumonía bacteriana puede desarrollarse, y con ella vendrán los síntomas de fiebre y dolor en el pecho. Recuerde que una exacerbación aguda puede ser una enfermedad grave o incluso fatal, por lo que no se debería descartar la hospitalización. En algunos casos, tenemos que internar a los pacientes en la unidad de cuidados intensivos, y a pesar de todo el apoyo y la tecnología disponible en los hospitales actuales, un paciente hospitalizado por exacerbación aguda tiene un diez por ciento de posibilidades de morir.

Prevención de una Exacerbación Aguda

Así como en el fútbol, la mejor defensa contra una enfermedad pulmonar es una buena ofensiva. Haga que la vacuna anual contra la gripe sea una parte tan integral del otoño como la observación en los cambios del color de la vegetación y el consumo de cidra de manzana fresca. Siga los parámetros de vacunación recomendados por los CDC (Centros para el Control y Prevención de Enfermedades) que figuran en el Capítulo 3 para saber si debe vacunarse contra la influenza y la neumonía.

Llame a su médico cuando aparezca la primera señal del crítico trío de síntomas: mayor dificultad respiratoria, aumento de tos y de flema. No piense que nos está molestando; nos encanta decirles a los pacientes que no están enfermos. Lo que nos preocupa es que usted no nos llame sino cuando necesita ser ingresado a la sala de emergencias.

Si usted tiene bronquitis crónica o fuma desde hace mucho tiempo, es importante que reciba un tratamiento rápido y completo, ya que cada episodio de una exacerbación aguda puede reducir el funcionamiento de sus pulmones de manera permanente, y prevenir estos brotes le ayudará a mantenerse activo y saludable.

Aspectos del Tratamiento de las Exacerbaciones Agudas

Si usted me llama cuando aparezcan las primeras señales de los síntomas, yo le recetaré de inmediato un tratamiento de antibióticos de espectro amplio por cinco a siete días. Adicionalmente, podría recetarle esteroides orales, que parecen reducir la inflamación de las vías respiratorias y detienen la exacerbación cuando se combinan con antibióticos. Si usted no responde en uno o dos días y todavía se siente sin aire, podría internarlo en el hospital y suministrarle oxígeno, antibióticos, broncodilatadores, y esteroides antiinflamatorios por vía intravenosa.

CAPÍTULO 7

FARINGITIS ESTREPTOCÓCICA: CUANDO EL SIMPLE ACTO DE TRAGAR DUELE

A mi vecino Gordon Duff le encantaba ser el papá de Emily. Cuando ella nació, él gozaba dándole el biberón a las tres de la mañana. Le encantaba todo aquello que la paternidad le ofrecía, tumbarse en el suelo y jugar con muñecos. Ya tenía una compañera fiel con quién ver partidos de fútbol los domingos. Pero cuando Emily entró a jardín preescolar, Gordon descubrió que la paternidad tenía un aspecto doloroso. Un día tocó a mi puerta. Tenía una de sus manos en la garganta y gesticulaba desenfrenadamente con la otra, pidiendo "algo para ponerle fin a este dolor de garganta tan descomunal."

El dolor de garganta es la sexta causa de visitas médicas en los Estados Unidos. Se presentan 18 millones de casos al año, pero solo entre el 10 y el 20 por ciento de este tipo de afección se debe a faringes estreptocócicas. Sin embargo, el 25 por ciento de los pacientes que consultan al médico por dolor de garganta reciben antibióticos.

El dolor de garganta es un término subjetivo para referirse al dolor que se siente en la parte posterior de la boca y cuando se

traga. Suele acompañar a una infección viral de las vías respiratorias superiores como la influenza o el resfriado, o puede desarrollarse incluso cuando hay mucha tos, como por ejemplo,
durante una neumonía o una bronquitis.

Algunos de estos dolores de garganta son causados por virus, mientras que otros, los acompañados por síntomas de congestión, son causados por bacterias. Los tipos más temibles y
quizá más dolorosos de esta afección son producidos por diferentes modalidades de bacterias estreptocócicas, y se conoce
con el nombre de estreptococia.

Esta afección alcanza su apogeo al comienzo de la primavera. Unas de las mayores preocupaciones que existen con
respecto a la estreptococia, además de las molestias, son las serias complicaciones. Pueden producir una enfermedad cardiaca
conocida como *fiebre reumática,* o un desorden renal llamado
glomerulonefritis. Estas enfermedades son mucho menos frecuentes que en el pasado, aunque todavía sufrimos el temor
histórico a que se desarrollen estas complicaciones graves que
ponen la vida en peligro. Sin embargo, los médicos estamos muy
preocupados por el uso excesivo de antibióticos en el tratamiento de la estreptococia, no solo porque son costosos, sino
también por el aumento de problemas relacionados con la resistencia bacteriana.

Cuando los antibióticos se introdujeron por primera vez en
los años cuarenta, las infecciones que solían ser fatales pasaron
a ser problemas menores y de corta duración. Hubo un breve
período en el que los médicos pensaron que la enfermedad bacteriana había sido eliminada, pero estaban equivocados. En diez
años, las bacterias comenzaron a desarrollar formas de reproducirse a pesar de la presencia de un antibiótico.

La resistencia puede presentar formas diferentes. Por ejemplo, algunas bacterias resistentes producen químicos que controlan a los antibióticos, mientras que otros los expulsan de
las células infectadas antes que puedan causar daños. Lo que
es más preocupante aún, las bacterias pueden compartir las

estrategias de resistencia a los antibióticos a medida que el material genético de las bacterias resistentes es pasado a otras que aún son organismos vulnerables.

Detener el desarrollo y propagación de las bacterias resistentes se ha convertido en un objetivo sumamente importante para la comunidad médica. Las organizaciones de salud nacionales han instaurado parámetros para reducir el uso innecesario de antibióticos, ya que mientras más antibióticos se utilicen, mayor será la resistencia desarrollada. Las investigaciones señalan que las infecciones respiratorias superiores como el dolor de garganta se tratan frecuentemente con antibióticos innecesarios.

Cuando yo trato a pacientes con dolor de garganta, tengo que sopesar el alivio de sus síntomas con el riesgo que tienen de desarrollar bacterias resistentes. Quiero asegurarme que si se desarrolla una enfermedad bacteriana en el futuro, sigan siendo sensibles a los antibióticos que les recetaré para curarlos.

Causas de la Faringitis Estreptocócica

Las bacterias estreptocócicas fueron descubiertas en la década de 1880. Su nombre, derivado de las palabras griegas "estrepto," que significa "cadena" y "coco," que significa "redonda," describe la forma en que estas bolas rellenas crecen en cadena o como pares de perlas. Existen centenares de clases de estreptococos que causan una gran variedad de problemas entre los que figuran impétigo, fiebre reumática y enfermedad renal. De hecho, hay más de 80 clases de estreptococos que pueden producir neumonía.

Existen tres tipos de estreptococos que pueden causar dolor en la garganta, pero solo los estreptococos del grupo A suponen amenazas que los médicos consideran que deben tratarse con antibióticos. Los grupos C y G no causan complicaciones, fiebre reumática, ni glomerulonefritis. A fin de controlar el desarrollo de resistencia a los antibióticos, estos grupos no deben tratarse de manera agresiva sino solo para el alivio de los síntomas.

Síntomas de la Faringitis Estreptocócica

El Colegio Americano de Médicos ha establecido cuatro seña-les vitales para el diagnóstico de estreptococia y advierte que por lo menos tres de ellas deberían presentarse. Yo estoy de acuerdo con esta categorización y observo si hay:

- Dolor en la garganta.
- Glándulas inflamadas a los lados de la garganta o debajo del mentón.
- Enrojecimiento de la garganta.
- Parches blancos e inflamación de las amígdalas.

El dolor de cabeza, los escalofríos y el dolor estomacal tam-bién son síntomas comunes. En términos generales, la tos y la congestión están ausentes en los casos de estreptococia. Si es-tos síntomas son pronunciados, yo pensaría que el problema es un virus y no un estreptococo.

Un Enemigo Implacable

Los médicos clasifican la potencia de la bacteria basados en tres factores: la efectividad con la que pueden adherirse a nuestras células, la efectividad con que pueden evadir nuestros sistemas naturales de defensa y la cantidad de lesiones que pueden cau-sar a los tejidos. Teniendo en cuenta las molestias causadas por la estreptococia, no es sorprendente que el estreptococo pre-sente un alto nivel de estos tres factores "enemigos."

El estreptococo contiene proteínas pegajosas que se adhie-ren fácilmente a la matriz de una célula, es decir, al pegamento que une a las células. Una vez que se adhieren, secretan una proteína que las camufla en nuestro sistema inmunológico.

Los glóbulos blancos, que son nuestra primera capa de defensa contra la infección, actúan atrapando y devorando a estos organismos invasores. Las bacterias estreptocócicas están cubiertas con una capa viscosa, lo que les permite deslizarse por los glóbulos blancos protectores.

El estreptococo también libera varias enzimas nocivas: la *estreptocinasa* causa una inflamación que rompe los tejidos; la *estreptolisina* permite que las bacterias hagan agujeros en las células y produzcan inflamación local; la DNasa rompe el ADN, nuestra proteína esencial, taponando aún más las zonas congestionadas. Los glóbulos blancos se apresuran a limpiar los desechos celulares, lo que produce más inflamación, formación de pus en las amígdalas, y fiebre alta.

Diagnóstico de la Faringitis Estreptocócica

A diferencia del resfriado o gripe, cuando acostumbramos hacer lo que se llama un diagnóstico empírico basado en los síntomas clínicos, la sospecha de una estreptococia requiere información adicional. Existen dos pruebas bastante rápidas y efectivas. La primera es el tradicional "cultivo de garganta," en el que el profesional toma una muestra de fluido de la parte posterior de la garganta con un hisopo de algodón que inserta en un tubo de ensayo y envía a un laboratorio para su análisis, cuyos resultados llegarán en 48 horas.

El cultivo de garganta fue desarrollado en 1954. La mayoría de los médicos de aquella época, entre ellos mi papá, acostumbraban hacer cultivos de garganta en su consultorio. Mi papá era un médico que escapó de París cuando fue ocupada por los nazis, y estableció su práctica en South Bronx, en la ciudad de Nueva York. Vivíamos en la parte posterior del consultorio, localizado en la Avenida Saint John. Siempre revisaba el estado de los cultivos de garganta que tenía en su pequeña incubadora antes de dormirse. Si yo lo escuchaba caminar por el pequeño corredor hacia su consultorio, me levantaba y lo acompañaba. Él me mostraba las cajas petri y yo trataba de identificar los diferentes organismos.

El Acta para el Mejoramiento de los Laboratorios Clínicos de 1988 persuadió a los médicos para que abandonaran sus laboratorios, los cuales eran cómodos pero incompletos y estaban localizados generalmente en sus consultorios. En 1980, los Centros para el Control y Prevención de Enfermedades calcularon que cada año se realizaban 36 millones de cultivos de garganta. Desde ese momento, el número de cultivos ha disminuido significativamente, pues otros métodos de diagnóstico se han hecho más populares.

Una de las nuevas pruebas es el TRA, o Test Rápido de Antígenos, que me permite buscar el antígeno del estreptococo en mi consultorio y obtener la respuesta en 20 minutos. Para realizar esta prueba, utilizo un hisopo con el que extraigo una muestra de su garganta y la introduzco en un tubo con una solución que me mostrará si usted ha producido anticuerpos para combatir el estreptococo A.

El TRA se considera un poco menos confiable que el cultivo de garganta, pues presenta una mayor incidencia de falsos negativos. En otras palabras, este examen puede indicar que los estreptococos no son un problema cuando realmente están causando la infección. Sin embargo, los médicos generalmente comienzan por realizar un TRA, ya que es más rápido y económico que otros exámenes. Si el resultado es positivo, sabrán que están enfrentados a un estreptococo del grupo A y que lo tratarán debidamente. Si es negativo, realizarán un cultivo de garganta.

La Asociación Americana del Corazón, la Academia Americana de Pediatras y la Sociedad para Enfermedades Infecciosas de América señalan de manera unánime que el cultivo de garganta sigue siendo el método más seguro para el diagnóstico

LAS GÁRGARAS ELIMINAN EL DOLOR DE GARGANTA

Hacerse un enjuague con una solución suave con sal en la garganta disuelve el moco que está cargado de estreptococos y ofrece un alivio inmediato, pues retrasa la infección. Agregue un cuarto de cucharadita de sal kosher a media taza de agua tibia. Incline su cabeza hacia atrás, haga gárgaras, cuente hasta cinco, y luego vierta en el lavamanos.

del estreptococo. Aunque los resultados tardan entre uno y dos días, esta demora no debe producir un aumento en el riesgo de la enfermedad reumática, ya que entre el brote y el momento de sufrir complicaciones cardiacas o renales transcurren por lo menos nueve días. Pero si a usted le preocupa esto, yo podría prescribirle una terapia inmediata con antibióticos mientras espero los resultados del cultivo, especialmente si se presentan las cuatro señales del estreptococo.

Transmisión de la Faringitis Estreptocócica

El estreptococo es una bacteria transportada por el aire que se propaga con las gotas expulsadas por las personas infectadas en espacios concurridos. Esta bacteria persistente también puede propagase por el contacto manual y es un problema frecuente en escuelas y campamentos militares. Los niños tienen una mayor susceptibilidad al estreptococo. Al igual que Gordon, la mayoría de los adultos que desarrollan infecciones estreptocócicas lo hacen por la exposición a sus hijos. Los profesores y personal de guarderías también están expuestos en su sitio de trabajo.

Los brotes de estreptococia en sitios como universidades y otras instituciones también están relacionados con alimentos contaminados con estreptococos. Los síntomas no son gastrointestinales como sucede generalmente con los alimentos contaminados, pero se presentan los síntomas críticos de fiebre y dolor en la garganta. Si hay brotes frecuentes de estreptococia en su comunidad o si se presentan casos repetidos entre los miembros de su familia, es probable que haya un portador en la comunidad o en su casa. En algunos casos, es posible que un miembro de la familia que no se haya tratado una infección estreptocócica, o que haya sido mal tratada, no experimente síntomas. Sin embargo, podría transmitir la enfermedad a otras personas.

Existe un debate acerca del período durante el cual permanece la infección con o sin el tratamiento antibiótico. Una de las razones esgrimidas para el tratamiento antibiótico de la estreptococia es que reduce la transmisión a otros miembros de la familia y la comunidad. La emisión de bacterias disminuye rápidamente en los adultos, pero puede continuar por mucho más tiempo en los niños. Algunas personas pueden ser portadoras del estreptococo sin presentar síntomas activos y transmitirlo a otras personas de manera casi indefinida. Algunos médicos sugieren que esta es la causa de brotes de estreptococo en guarderías, escuelas, hospitales y bases militares.

Prevención de la Faringitis Estreptocócica

El estreptococo es susceptible a soluciones antibacterianas porque es una bacteria. Se cree que un buen lavado de manos reduce la propagación del estreptococo en las comunidades. Adicionalmente, algunos pediatras recomiendan antibióticos para toda la familia a fin de evitar que desarrollen estreptococos cuando aparezca un brote en casa.

PLAN DE TRATAMIENTO: ESTREPTOCOCIA/AMIGDALITIS

Antihistamínicos

• No son necesarios.

Descongestionantes

• No son necesarios.

Antiinflamatorios

• Acetaminofeno, ibuprofeno, o aspirina dos o tres veces al día.
• Pastillas para la garganta o spray que contengan benzocaína (un anestésico tópico), para calmar temporalmente las molestias producidas por el dolor de garganta.

Alivio de la Tos

• La tos no es parte de la estreptococia.

Antibióticos

• Penicilina durante diez días.
• Biaxin o Zithromax si hay alergia a la penicilina.

Vacunas

• No hay ninguna disponible.

Medicamentos Antivirales

• No hay ninguno disponible.

Terapia Nutricional

- Comidas livianas inicialmente y luego la dieta normal.
- Una porción de sopa caliente al día.
- Dos a tres vasos diarios de té helado o de agua fría.
- Dos a tres tazas de té caliente con miel y limón al día.
- Evite los alimentos condimentados porque irritan la garganta.

Hidroterapia

- Gárgaras con sal dos veces al día.
- Humidificador en su habitación si el aire es frío y seco.

Suplementos

- Ninguno indicado.

Aspectos del Tratamiento de la Estreptococia

El tratamiento más efectivo contra al estreptococo es la penicilina. Este antibiótico puede suministrarse durante diez días en una sola inyección o por vía oral. Si el paciente es alérgico a la penicilina, existen otros antibióticos efectivos como la eritromicina. Si el dolor de garganta se prolonga más de una semana después del tratamiento con antibióticos, es importante hacer exámenes adicionales. Un dolor de garganta fuerte y persistente puede ser señal del virus Epstein-Barr o de mononucleosis, enfermedades más delicadas que necesitan un tratamiento diferente.

El dolor de estreptococia dura alrededor de una semana. La fiebre desaparece en siete días, y el dolor lo hace poco después. Sin embargo, pueden transcurrir varias semanas para que las amígdalas y los ganglios regresen a la normalidad. Estos dos ór-

ganos producirán una incómoda sensación de llenura si continúan creciendo.

Aunque no haya dificultad para tragar, la sensación de incomodidad puede prolongarse poco después de la desaparición de
la infección.

Complicaciones de la Faringitis Estreptocócica

Una estreptococia puede conducir a una delicada enfermedad
cardiaca conocida como *fiebre reumática*. La bacteria agresiva genera inflamación entre una y cinco semanas después del comienzo de la infección original. Hay una reacción cruzada entre
las paredes de las células bacterianas y los tejidos del paciente.
Esto puede producir dolor e inflamación en las rodillas o articulaciones, y de ahí el nombre de fiebre reumática. Esta dolencia
suele afectar el músculo del corazón llamado miocardio y puede
producir insuficiencia cardiaca, cuyos síntomas son la dificultad
respiratoria e hinchazón de las piernas. La fiebre reumática
puede afectar las válvulas del corazón, las cuales podrían quedar
con marcas permanentes después de la recuperación. En consecuencia, el corazón se inflama y trabaja con menor eficiencia.
Lo que es más preocupante aún, las personas susceptibles pueden ser víctimas de la fiebre reumática una y otra vez. Cada episodio puede causar lesiones al corazón y a las articulaciones,
hasta que llegue un momento en que el corazón ya no pueda
funcionar.

Cuando yo estudiaba en Bellevue, la fiebre reumática era
mucho más común que en la actualidad. El hospital tenía un departamento para este tipo de fiebre, al cual iban cada dos semanas los niños que se habían recuperado de la infección, iban a
recibir una inyección de penicilina de efecto prolongado para
prevenir otra infección estreptocócica. Ellos debían tomar
antibióticos hasta que tuvieran unos veinte años, cuando sus
sistemas inmunológicos maduraran y los hicieran menos susceptibles a otros ataques.

La fiebre reumática ha disminuido en casi todas las partes del mundo, pero aún se presenta hasta en los países con los mejores sistemas de salud. Ha habido una disminución aún mayor de una enfermedad renal letal que puede presentarse después de la estreptococia: se llama *glomerulonefritis* y se cree que es una respuesta inmunológica a la bacteria estreptocócica. El sistema inmune ataca a las bacterias con anticuerpos, pero estos se mezclan con las bacterias de tal modo que forman grandes complejos moleculares que taponan los *glomérulos,* los canales de drenaje que hay en los riñones. Los desechos comienzan a acumularse y obstaculizan el funcionamiento normal. Los síntomas incluyen hinchazón de la cara, brazos y piernas, sangre en la orina y aumento en la presión sanguínea. En muchos casos se requiere una diálisis hasta que la enfermedad pueda controlarse. Afortunadamente, un tratamiento con antibióticos dentro de los siete a nueve días iniciales de la infección estreptocócica puede prevenir por completo la llegada de estos dos antiguos asesinos de la infancia.

CAPÍTULO 8

NEUMONÍA: CUANDO UN RESFRIADO SE COMPLICA

Tom Miller estaba en mi consultorio tratando de hablar en medio de ataques de tos. Este apacible consultor de computadoras de 30 años había disfrutado de buena salud antes de darle fiebre y tos un par de semanas atrás. "Lo he intentado todo salvo la acupuntura," dijo con un susurro ronco. "¿Cree que eso me servirá para este resfriado tan terrible? Siento dolor en el pecho, y anoche temblé de escalofrío."

Como neumólogo que soy, he visto a muchos pacientes que vienen con tos, pero el dolor en el pecho es un síntoma mucho menos frecuente. Su presencia señala una gran posibilidad de neumonía, especialmente si también hay fiebre. "Preferiría auscultarle el pecho y tomarle una radiografía antes de iniciar un tratamiento," le respondí.

Tom se quitó la camisa y le puse el estetoscopio en el pecho. A medida que inhalaba, yo escuchaba un crujido o estertor, otra señal importante de neumonía. Tal como sospeché, la radiografía del tórax pectoral mostró un infiltrado disparejo en el tercio inferior de su pulmón derecho y sombras en los espacios normalmente negros ocupados por el pulmón lleno de aire. Tom tenía neumonía por micoplasmas, una de las más de treinta variedades de esta enfermedad común, pero potencialmente grave.

La neumonía afecta anualmente a cuatro millones de personas en los Estados Unidos, y supone un gasto de veinte mil millones de dólares en cuidados médicos. Cada año mueren 77,000 personas debido a esta enfermedad que puede prevenirse con una simple vacuna. La neumonía es tan grave que más de un millón de personas tienen que ser hospitalizadas anualmente por esta enfermedad. A pesar de nuestra capacidad para tratar esta enfermedad con antibióticos y otros procedimientos, sigue siendo la sexta causa de mortalidad en los Estados Unidos al lado de la influenza.

La neumonía se define como una infección del tracto respiratorio bajo. A diferencia del resfriado común que afecta las vías respiratorias superiores, esta infección se localiza en las estructuras que están en el interior profundo de los pulmones. La neumonía es básicamente una enfermedad de las vías respiratorias más pequeñas, de los bronquios más pequeños (bronquiolos) y de los alvéolos, las pequeñas bolsas que salen de las paredes de los pequeños bronquios donde la sangre introduce el oxígeno y elimina el dióxido de carbono.

Los médicos clasifican esta enfermedad en dos grupos amplios, pues existen más de treinta tipos diferentes de neumonía. La *neumonía adquirida en comunidad* significa exactamente eso. Es una neumonía que las personas contraen en sus hogares o sitios de trabajo. Las neumonías que se desarrollan después de 72 horas de haber ingresado al hospital se clasifican como *nosocomiales* o contraídas en el hospital.

La razón para distinguir entre estos dos tipos de infecciones es que los organismos involucrados pueden variar considerablemente. Las neumonías nosocomiales tienden a ser causadas por tipos de bacterias mucho más peligrosas, las cuales suelen ser gramnegativas (los gérmenes con manchas rojas en la tinción de Gram, como el *E. coli,* o las cepas de pseudomonas). Estas son mucho más difíciles de tratar con antibióticos normales y requieren antibióticos especiales que pueden tener serios efectos colaterales. Adicionalmente, se presentan en personas enfermas, que necesitan ser hospitalizadas, y que tienen por tanto una menor capacidad para combatir la infección. Es por esto que las infecciones nosocomiales casi siempre tienden a ser más delicadas. Esto no quiere decir que no debemos prestarle atención a la neumonía adquirida en público. De hecho, varios tipos de infecciones que aparecen en la comunidad son tan delicadas como las que se adquieren en el hospital, o incluso más. Por ejemplo, los pacientes ancianos, especialmente los que viven en hogares de ancianos (que se consideran residencias antes que hospitales), puedan desarrollar neumonías muy peligrosas. Ellos pueden presentar síntomas particularmente severos de neumonía, pues son personas frágiles con defensas naturales reducidas.

Normalmente hay tres tipos de organismos que pueden causar neumonía tanto en público como en los hospitales: bacterias, virus, y micoplasmas.

NEUMONÍA LOBULAR VS. BRONCONEUMONÍA

La neumonía lobular afecta a un lóbulo completo del pulmón. Esta neumonía severa se ve en una radiografía como un lóbulo completamente blanco. Por otra parte, la bronconeumonía está a mitad de camino entre una bronquitis seria y una neumonía leve. La radiografía muestra una nebulosidad alrededor de los bronquios, pero generalmente no se presenta el dolor y/o dificultad respiratoria.

NEUMONÍA BACTERIANA

Más del 50 por ciento de las neumonías bacterianas son causadas por una bacteria llamada *Streptococcus pneumoniae*. Más de cien modalidades diferentes de esta bacteria y de organismos de este tipo se encuentran frecuentemente en las gargantas de personas saludables. Cuando las defensas del cuerpo están bajas debido a la edad, a irregularidades en la inmunidad, o a problemas de salud, estas bacterias pueden multiplicarse y producir lesiones en los pulmones. Incluso en personas saludables, el estrés excesivo producido por la pérdida del trabajo, de su pareja o por una gripe severa puede debilitar la resistencia y conducir al desarrollo de neumonía bacteriana.

Los signos y síntomas de la neumonía bacteriana suelen ser dramáticos. Los pacientes desarrollan temblores, escalofríos, castañeteo en los dientes, sudor, dolor pectoral agudo, una tos carrasposa o con moco, y la aceleración del ritmo cardíaco y la respiración. Si usted tiene neumonía bacteriana, se sentirá y se verá bastante enfermo.

Una neumonía mucho menos común pero más seria es la causada por la *legionella pneumophila*. Se le llama la enfermedad de los legionarios, luego del brote de una neumonía que suele ser fatal y que estalló en una convención de la Legión Americana realizada en Filadelfia en 1976. Aún se presentan brotes ocasionales y están relacionados generalmente con bacterias que crecen en aguas estancadas en los sistemas de ventilación y aire acondicionado. La enfermedad del legionario parece afectar a las personas mayores de 50 años, especialmente si tienen historial de abuso de alcohol, adicción al cigarrillo, o enfermedad cardiaca o pulmonar.

Por su parte, las bacterias *haemophilus influenza* (que son bacterias a pesar de su nombre), causan enfermedad respiratoria severa en niños menores de seis años. Los síntomas comienzan con congestión y estornudos semejantes a los del resfriado, y

poco después aparecen síntomas de neumonía como tos, fiebre
y dificultad respiratoria. Es bastante habitual que el fluido se desarrolle en el espacio pleural, lo que ocasiona un fuerte dolor y
mayores problemas respiratorios.

Síntomas de la Neumonía Bacteriana

Los principales síntomas de la neumonía bacteriana que nos
permiten diferenciarla de otras infecciones respiratorias son la
aparición rápida de ataques de tos, fiebre alta, dolor en el pecho
y dificultad respiratoria. Para entender el impacto que tiene la
neumonía en el organismo, sería útil comprender qué es lo que
produce estos síntomas.

En primer lugar, los nervios de las vías respiratorias responden a la irritación y a la inflamación con un reflejo muy conocido al que llamamos tos. Sabemos que el objetivo de la tos es
llevar el moco y el material infectado desde el tracto respiratorio inferior hasta el tracto respiratorio superior y luego a la
garganta, donde puede ser tragado o escupido. Cuando hay neumonía, se acumula una gran cantidad de fluido y de mucosa en
las vías respiratorias bajas, y el organismo trata casi desesperadamente de eliminar el fluido que está obstruyendo la función
pulmonar. La tos puede ser tan fuerte que pueden romperse los
pequeños vasos sanguíneos y darle un tono rojizo u oscuro al
esputo.

En segundo lugar, el dolor es un síntoma igualmente evidente de neumonía bacteriana. Los pulmones no tienen fibras
nerviosas para el dolor, pero este puede presentarse debido a
una de las varias causas con neumonía. La causa más frecuente
es que la tos produzca una gran presión en la pared del pecho,
una estructura compuesta de músculos, huesos, articulaciones
y tendones que hacen que los movimientos del pecho sean or-
ganizados. Cuando hay tos, se produce una liberación considerable de energía. El pecho se mueve con rapidez, todas las

estructuras se contraen y pueden generar un síntoma semejante al de una contusión, lo que causa un fuerte dolor.

El dolor en el pecho también puede presentarse cuando la infección de la neumonía se extiende a la superficie de los pulmones, cubierta por una membrana conocida como la pleura. Esta membrana es la responsable que los pulmones se muevan con suavidad dentro de la cavidad torácica cuando usted respira. Sin embargo, cuando la infección se extiende al espacio pleural (entre pulmón y la pared del pecho), pueden acumularse fluidos. En la neumonía bacteriana, este fluido se infecta con bacterias y se llena de compuestos inflamatorios liberados por los glóbulos blancos. El resultado es que la pleura, que tiene unas terminales nerviosas extremadamente sensibles, comienza a doler. El síntoma característico de la infección de la pleura, conocido como *pleuresía,* es un dolor severo cuando usted tose o respira profundo. La sensación es tan intensa que los médicos podrían prescribir narcóticos para mitigar el dolor.

En tercer lugar, la dificultad respiratoria tiene muchas causas en la neumonía. Los pulmones son la fuente de oxígeno del organismo, y el 21 por ciento del aire que respiramos contiene oxígeno. Cuando inhalamos, parte de ese oxígeno es transferido a la sangre por medio de los alvéolos, unos sacos pequeños que están en los extremos de los pequeños bronquiolos. Si estas vías respiratorias se taponan y se infectan con fluido y bacterias, como sucede con una neumonía, la cantidad de oxígeno suministrada al organismo disminuye notablemente. En otras palabras el oxígeno no puede entrar a los lugares necesarios del pulmón ni a la corriente sanguínea.

Cuando hay neumonía, los pulmones trabajan como esponjas y absorben el exceso de fluido, el cual endurece el pulmón, creando lo que llamamos un "patrón restrictivo" en la respiración. La pared del pecho tiene una mayor dificultad para moverse a medida que el paciente inhala, lo que aumenta la sensación de falta de aire.

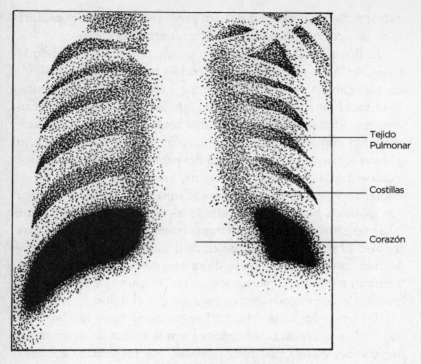

Tejido Pulmonar

Costillas

Corazón

RADIOGRAFÍA NORMAL

Impacto de la Infección

La infección en los pulmones produce una inflamación que hace que los tejidos drenen fluido de los vasos sanguíneos. Este fluido entra a lo que se denomina intersticio del pulmón. Estos tejidos son importantes porque el oxígeno entra a la corriente sanguínea a través de ellos y de los alvéolos. En consecuencia, las personas que desarrollan neumonía suelen presentar también un bajo contenido de oxígeno en la sangre.

Si la neumonía está extendida, es decir, si está presente en varios lóbulos, es probable que usted desarrolle también dificul-

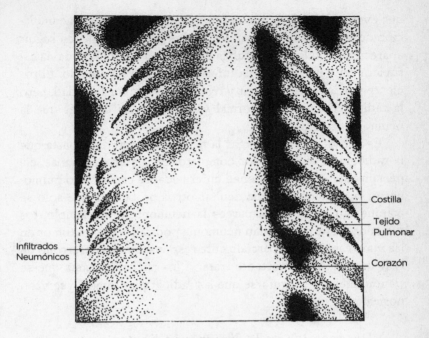

Costilla

Tejido
Pulmonar

Corazón

Infiltrados
Neumónicos

NEUMONÍA BACTERIANA

tades para eliminar el dióxido de carbono de la sangre, además de falta de oxígeno.

Muchas veces se requiere el suministro de oxígeno para esta delicada situación. Si usted solo necesita un poco de ayuda, yo le podría suministrar oxígeno por medio de una máscara sobre la boca y nariz. Si la enfermedad lo ha debilitado tanto que no le permite respira por sus propios medios, podría introducir un tubo en la tráquea para que sus células reciban altas dosis de oxígeno de manera directa.

La neumonía bacteriana es una fuerte batalla entre el cuerpo y las bacterias. Las defensas del organismo se componen de glóbulos blancos y de varios organismos como los anticuerpos que ayudan a inmovilizar y a neutralizar a las bacterias, y que eventualmente terminan por matarlas. Debido a la acumulación de estas células y compuestos, los pulmones pueden seguir apareciendo en las radiografías como si la neumonía todavía estuviera presente, aunque la infección haya desaparecido. El paciente puede sentirse mejor y respirar con mayor facilidad, pero la radiografía se verá anormal varias semanas después que la neumonía haya pasado.

Es importante monitorear la neumonía bacteriana hasta que la radiografía se aclare por completo. En algunas personas, especialmente en las que tienen enfermedades cardiacas o pulmonares, la neumonía puede ocultar otros problemas que solo se manifiestan cuando desaparece la neumonía. Por ejemplo, los fumadores que desarrollan neumonía podrían tener un tumor en las vías respiratorias parcialmente responsable del desarrollo de la neumonía. Es importante tratar a los pacientes hasta que se sientan mejor y asegurarse que las radiografías también se vean normales.

Diagnóstico de la Neumonía Bacteriana

El diagnóstico de la neumonía bacteriana se realiza basado en la historia el paciente, en radiografías y en pruebas de laboratorio. La neumonía bacteriana es una infección del tracto respiratorio bajo, razón por la cual puede hacer que el fluido se acumule en los alvéolos. Las zonas afectadas por esta condición se ven blancas en la radiografía (ver ilustración en la página 151). Se distinguen fácilmente y hasta un estudiante de primer año de medicina puede hacer un diagnóstico rápido de neumonía. En la neumonía bacteriana, las sombras tienden a localizarse en una zona específica, como por ejemplo, en un lóbulo o segmento del pulmón que generalmente está tan bien definido que usted podría trazar una línea con lápiz alrededor del contorno de la neumonía.

Aunque el diagnóstico de la neumonía bacteriana es bastante sencillo, necesitamos saber de qué tipo de infección se trata y qué clase bacterias están presentes.

El primer paso consiste generalmente en obtener una muestra de moco expectorado o escupido. Esto es más difícil de lo que parece porque los especimenes suelen estar mezclados con saliva y secreciones bronquiales, que no son representativas de los materiales infectados con neumonía. Por lo tanto, es fácil obtener información engañosa. Cuando extraemos un espécimen adecuado, como por ejemplo, la flema que está adentro de los pulmones, podemos realizar dos exámenes importantes.

En primer lugar podemos hacer una tinción, que realmente es eso. Tomamos una pequeña cantidad del moco expectorado, la esparcimos en un portaobjetos de cristal, y la teñimos con algunas tinturas que nos permitirán reconocer diferentes tipos de bacteria. Particularmente, veremos si se trata de bacterias gramnegativas o grampositivas. Las positivas se ven en azules bajo el microscopio, mientras que las negativas se ven en rojas. Las bacterias no solo se ven de diferentes colores, sino que también nos indican qué tipo de organismos son, y cuál es el tratamiento necesario. La tinción también nos permite confirmar si una neumonía es causada por bacterias o por otros organismos.

En segundo lugar podemos cultivar el moco. Para hacer esto, ponemos una parte del moco expectorado en una caja petri con un medio especial de cultivo. El cultivo generará el tipo de bacterias que están causando la infección en un período de 24 a 48 horas. La mayoría de los médicos prefieren no esperar los resultados si creen que hay necesidad de realizar un cultivo, y comienzan de inmediato con un tratamiento a base de antibióticos. Sin embargo, es útil saber, incluso 48 horas después, qué bacterias están presentes, y si necesitamos cambiar nuestro plan de tratamiento.

El cultivo de sangre es otro examen que puede ser útil, especialmente cuando los pacientes tienen fiebre alta. Las muestras de sangre se introducen en tubos de cultivo para ver si las bac-

RESUMEN DE LOS SOSPECHOSOS HABITUALES

Aproximadamente el 50 por ciento de las neumonías bacterianas son causadas por el *streptococcus pneumoniae.* Otros de los agentes bacterianos son el *streptococcus pyogenes,* que también causa fiebre reumática e impétigo; el *haemophilus influenza,* que se encuentra en las vías respiratorias de casi todos los adultos saludables; el *klebsiella,* que generalmente produce infecciones urinarias; las pseudomonas, que tienden a afectar a pacientes hospitalizados; y la clamidia, que puede aumentar el taponamiento de las arterias del corazón.

terias han ingresado a la corriente sanguínea, que generalmente es estéril, incluso cuando se presenta una infección, así que cuando encontramos bacterias en la sangre, sabemos con seguridad que este es el organismo infeccioso.

Cuando un Diagnóstico Sencillo se Complica

Aunque el diagnóstico de la neumonía suele ser sencillo si se tiene en cuenta el historial del paciente y se toma una radiografía del pecho, algunas veces pueden presentarse confusiones y el diagnóstico podría retrasarse. Hay varias situaciones, como por ejemplo, los pacientes "en riesgo," tales como ancianos, niños menores de dos años y personas con enfermedades, que pueden presentar síntomas que se confunden con los de la neumonía. Por ejemplo, los pacientes con insuficiencia cardiaca pueden mostrar sombras en las radiografías, dificultad al respirar, tos y dolor en el pecho. Las personas que tienen coágulos de sangre en sus pulmones pueden mostrar sombras en las radiografías exactamente iguales a las de la neumonía y presentar síntomas clínicos que están íntimamente relacionados. En estas situaciones, los exámenes adicionales son necesarios para distinguir estas enfermedades serias de una simple neumonía.

En los pacientes con fase temprana de neumonía, es probable que la radiografía no muestre ninguna anormalidad todavía, algo que puede hacer que el médico saque conclusiones erróneas. La radiografía puede verse normal en los pacientes con neumonía que tienen deshidratación, pues esta condición no permite que el cuerpo reciba los fluidos que normalmente llegan al tejido pulmonar debido a la infección.

En caso de insuficiencia cardiaca congestiva, el corazón no funciona adecuadamente, los pulmones se llenan de fluido, y las radiografías del pecho pueden mostrar lo mismo que otra que indica neumonía. En otras palabras, el fluido se acumula en los alvéolos, el paciente tiene dificultad para respirar y puede incluso escupir un fluido espumoso que no es esputo, sino fluido de edema pulmonar. No obstante, estos pacientes rara vez presentan fiebre, dolor pectoral, o esputo espeso y oscuro, y por lo general tienen un historial de enfermedades cardiacas o están hospitalizados debido a un paro cardíaco. Las radiografías tienden a ser mucho más difusas cuando hay insuficiencia cardiaca congestiva, y el edema pulmonar afecta a todas las partes del pulmón. Por su parte, la neumonía bacteriana suele afectar solo a una parte definida del pulmón, como por ejemplo, un lóbulo.

En la embolia pulmonar, los coágulos se alojan en un vaso sanguíneo del pulmón y los síntomas incluyen dificultad respiratoria, dolor en el pecho, esputo con sangre, e incluso una fiebre leve. Aunque el coágulo no causa una sombra en la radiografía del pecho, el sangrado asociado con el coágulo puede parecerse a una neumonía. En este caso es esencial saber qué actividades ha realizado el paciente en las horas o días anteriores a su consulta médica. ¿Ha viajado varias horas sentado en una posición estática, ha estado en cama o casi inmóvil debido a una lesión? Estas situaciones pueden contribuir al desarrollo de coágulos de sangre en las venas profundas de las piernas. Si los coágulos se fragmentan, pueden ser transportados por la corriente sanguínea y generalmente llegarán a los vasos sanguíneos del pulmón, en donde bloqueará el flujo de sangre a través de los pulmones. También es importante saber si el paciente tiene un historial de enfermedad venosa, o si ha tenido embolia pulmonar en el pasado.

El diagnóstico de la neumonía en un paciente que tenga enfisema también suele ser difícil. Estos pacientes tienen un espacio alveolar reducido, así que cuando se presenta una infección en las pequeñas vías respiratorias, el fluido no tiene a dónde ir. Un paciente con enfisema que desarrolle neumonía tendrá agotamiento y dificultad para respirar, pero algunas veces las radiografías no presentan cambios porque no hay suficiente tejido pulmonar en donde pueda acumularse el fluido infectado. La neumonía puede avanzar sin ser diagnosticada hasta que los pulmones fallen y la persona ya no pueda respirar por sus propios medios.

La neumonía bacteriana y la bronquitis aguda comparten varios síntomas. En ambas infecciones hay fiebre, tos, flema, e incluso dolor en el pecho. Sin embargo, las radiografías tendrán un aspecto diferente si se trata de estas dos infecciones respiratorias. Las radiografías que indican bronquitis son básicamente normales porque la enfermedad ocurre en los bronquios, no en los alvéolos. En la neumonía bacteriana, la acumulación de fluido es visible en los alvéolos, y las diferentes zonas infectadas podrán observarse con claridad.

Un Tratamiento Serio para una Enfermedad Seria

Según la Sociedad Americana del Tórax (ATS), el 75 por ciento de las personas con neumonía pueden recibir un tratamiento efectivo en sus casas. A fin de establecer cuándo hay necesidad de hospitalización, la ATS ha desarrollado una lista de señales claves que indican la necesidad de un tratamiento médico directo.

El primer lugar de la lista es el estado mental. No se trata de un examen para medir el cociente intelectual, sino saber si el paciente entiende cómo cuidar la neumonía en casa. Cuando hice mi primer año de residencia en Bellevue, hospitalicé a Edna, una paciente de setenta y cinco años, por lo que parecía ser una neumonía leve. El residente principal se opuso enfáticamente; señaló que la fiebre había subido poco más de 101 y que ella no necesitaba oxígeno. Quería darle de alta de inmediato, pero yo insistí que la examináramos. Él me miró de reojo, y para que se calmara un poco, le propuse que si él tenía la razón, yo enviaría a Edna a su casa y lo invitaría a un restaurante. Pero sí era yo quien tenía razón, Edna permanecería hospitalizada y la cena correría por su cuenta.

Cuando entramos a su habitación, Edna estaba sentada almorzando. Esperé a que terminara, luego retiré la bandeja y la examiné. Cuando le puse el estetoscopio en el pecho, ella levantó la cabeza y dijo: "Huele a comida. El almuerzo llegará pronto." Yo le respondí amablemente que había terminado de almorzar, pero ella no se molestó. "¿Lo disfruté?," me preguntó jocosamente.

Edna estuvo internada una semana, y esa noche disfruté de uno de los mejores filetes de carne que me haya comido.

Además del estado mental, los parámetros de la ATS sugieren (bien sea de manera individual o combinada) que un pulso superior a los 125 latidos por minuto (lo normal es de 60 a 100), un ritmo respiratorio superior a 20 (lo normal es de 12 a 18), problemas de salud como diabetes, y fiebre superior a 40°C (104°F), son señales que el paciente debe ser hospitalizado.

Existe un criterio tan importante para evaluar la necesidad de hospitalización que realmente se destaca entre los demás. Medimos la saturación de hemoglobina en la sangre con oxígeno (normalmente, la hemoglobina presenta por lo menos 95 por ciento de saturación con oxígeno; cuando el nivel es inferior al 90 por ciento, se crea una carga en el corazón y los tejidos no reciben el oxígeno que necesitan). Esta saturación se mide con un aparato llamado oxímetro de pulso. La "sonda" es como un guante que se introduce en un dedo y emite una luz que traspasa la piel. Este aparato está conectado a un monitor que muestra constantemente el nivel de saturación de oxígeno.

La lectura ofrece el porcentaje de niveles máximos de oxígeno. Un nivel que esté entre el 95 y el 100 por ciento es considerado seguro. Un porcentaje entre el 91 y el 94 por ciento es preocupante. Un nivel del 90 por ciento o menos es señal de que la neumonía probablemente necesita atención hospitalaria.

Cuando se toma esta decisión, los médicos tienen que evaluar si el paciente debe ser ingresado a la unidad de cuidados intensivos (UCI). Esta decisión se basa generalmente en la necesidad que tenga el paciente de un soporte respiratorio especializado, ofrecido en las unidades de cuidados intensivos. A veces es difícil tomar una decisión acertada, y la neumonía puede empeorar con rapidez. A pesar de toda la tecnología, de los antibióticos y de los avances en la medicina, el índice de mortalidad en los pacientes ancianos hospitalizados con neumonía sigue fluctuando entre el 20 y el 25 por ciento.

Recuerde que recuperarse de la neumonía es un proceso que toma tiempo. Es una enfermedad delicada, no otra infección respiratoria más, y es necesario que el cuerpo se esfuerce para expulsar los desechos antes de volver a funcionar adecuadamente. Como lo he mencionado anteriormente, los signos y síntomas de la neumonía tienden a desaparecer a medida que la infección cede, pero la neumonía tarda más tiempo en desaparecer de las radiografías.

Se pueden presentar algunos problemas psicológicos cuando hay una enfermedad grave, entre las que ciertamente se incluye la neumonía. Esta temible enfermedad nos obliga a ser conscientes de nuestra fragilidad y mortalidad. El alivio de la depresión y la fatiga crónica puede tardar semanas o incluso meses, así que aunque la infección se puede controlar con un tratamiento de una semana o diez días, las consecuencias de la neumonía pueden persistir varios meses o incluso más.

Realizar cambios importantes en su estilo de vida contribuirá a que su cuerpo se recupere de la neumonía. Sabemos que las personas que fuman y/o beben alcohol no solo son más susceptibles a contraer neumonía, sino también a padecer modalidades más severas. No solo estas personas contraen más neumonías que un individuo promedio, sino que también desarrollan complicaciones con más frecuencia.

Por ejemplo, el sistema mucociliar es uno de nuestros principales mecanismos defensivos de las vías respiratorias. Se trata de una barrera física en el recubrimiento de las vías respiratorias superiores que le permite al cuerpo rechazar virus inhalados, partículas de polvo y bacterias. A lo largo de la superficie mucosa hay millones de pequeños pelos llamados cilios, que se mueven en unísono, 24/7. Su movimiento sincronizado transporta material a la boca y garganta, donde puede ser escupido o tragado. Si usted fuma, este mecanismo sufrirá daños, los cilios se moverán de manera caótica y se formará un moco anormal, produciendo lo que se conoce como la tos del fumador. El moco anormal no tiene el efecto protector propio del moco normal, y esto es lo que hace que usted sea más susceptible a infecciones.

Fumar también afecta a las defensas inmunológicas del organismo. Los glóbulos blancos, que se encuentra normalmente en los pulmones y en los macrófagos, y que destruyen a los organismos invasores, trabajan de un modo mucho menos eficiente cuando hay presencia de humo. Lo mismo sucede con el alcohol. Además de afectar a los mecanismos defensivos del organismo, también afecta el acto de tragar. Las personas bajo la influencia del alcohol generalmente aspiran pequeñas cantidades de alimentos que se alojan en los pulmones, lo que podría ocasionar el desarrollo de una neumonía.

Complicaciones de la Neumonía Bacteriana

Si usted es joven y saludable, la neumonía será generalmente una enfermedad autolimitada, especialmente si se trata adecuadamente y a tiempo. Sin embargo, debería tener cuidado con algunas complicaciones serias de la neumonía bacteriana porque pueden hacer que una enfermedad tratable se convierta en una enfermedad grave y con consecuencias a largo plazo.

La neumonía bacteriana generalmente afecta y está localizada en el tejido pulmonar. No obstante, si la infección se extiende a la superficie que recubre el pulmón, puede haber dos posibilidades: la inflamación ocurre dentro del espacio pleural y se desarrolla en lo que se conoce como *efusión paraneumónica,* o las bacterias infectan este espacio, un problema conocido desde los tiempos de Hipócrates y llamado empiema.

La efusión paraneumónica puede causar dolor y fiebre prolongada. Generalmente se cura sin intervención, siempre y cuando la neumonía bacteriana sea tratada. Sin embargo, la infección directa del espacio pleural representa una complicación más delicada y es esencialmente un absceso o forúnculo en esa zona, en la que se acumulan glóbulos blancos, dificultando mucho más el proceso de curación. Un empiema suele conducir a una acumulación de fluido dentro de este espacio, el cual se extrae insertando un tubo de tórax. En casos severos hay que practicar una cirugía para limpiar la infección del espacio pleural.

La infección también puede propagarse a través de la corriente sanguínea. Las bacterias pueden emigrar a la corriente sanguínea, ya que el pulmón es muy rico en vasos sanguíneos. Esta invasión se denomina *bacteriemia* y afecta a todas las partes del organismo, mientras que la infección de otras partes se conoce como *septicemia.* Si la infección que comenzó como neumonía pasa al sistema nervioso central, puede causar meningitis o absceso cerebral, y puede causar endocarditis bacteriana si llega a las válvulas del corazón. Todas estas condiciones son graves, ponen la vida en peligro, y requieren un tratamiento mucho más intenso que el de una simple neumonía bacteriana.

Prevención de la Neumonía Bacteriana

Hay buenas noticias con respecto a la neumonía bacteriana. La más común, causada por el *streptococcus pneumoniae,* puede prevenirse en la mayoría de los casos con una simple vacuna que generalmente se administra una sola vez en la vida. Esta vacuna está dirigida contra el recubrimiento del organismo neumocócico, una capa que se vuelve resistente al ataque de nuestros glóbulos blancos, razón por la cual las bacterias se vuelven tan virulentas. La vacuna ofrece una protección de efecto prolongado contra las más de 23 cepas diferentes de estreptococos y se calcula que tiene un 70 por ciento de efectividad en quienes la reciben. Se recomienda a todas las personas mayores de 65 años y a los mayores de dos años que presenten problemas crónicos de salud, condiciones del pulmón o del corazón, diabetes, insuficiencia en el sistema inmunológico, personas con VIH o que estén recibiendo tratamientos con esteroides, quimioterapia o radiación. La vacuna no suele causar problemas diferentes a un pequeño enrojecimiento en el área de la inyección, o fiebre baja en ciertos casos.

La mala noticia es que menos del 50 por ciento de las personas mayores de 65 años que cumplen con los requisitos para esta vacuna la reciben; esta es una de las grandes deficiencias en nuestra defensa comunitaria contra la neumonía y sus complicaciones. Si usted sigue un solo consejo de este libro, vacúnese contra la neumonía si se encuentra en el grupo recomendado. Será más valioso que el precio que aparece en la cubierta de este libro.

CONSEJO RÁPIDO

A quienes reciban la vacuna contra la neumonía antes de los 65 años, se les recomienda una segunda dosis unos diez años después para tener una protección de por vida.

PLAN DE TRATAMIENTO: NEUMONÍA BACTERIANA

Antihistamínicos

- No suelen prescribirse.

Descongestionantes

- No suelen prescribirse.

Antiinflamatorios

- Se prescribe acetaminofeno, aspirina, o ibuprofeno para reducir la fiebre y el dolor en el pecho. En caso de molestias severas, podría recetarse codeína u otro narcótico.

Alivio de la Tos

- Puede recetarse codeína si no ha sido recetada ya para reducir el dolor de pecho.
- Podría prescribirse aceltilcisteína para adelgazar el moco grueso y lleno de bacterias, y los pulmones comiencen a curarse.

Antibióticos

- Los antibióticos siempre serán necesarios en la neumonía bacteriana. Se suministran de siete a diez días y las mejores opciones son el Levaquin, la Augmentina, el Rocephin (en caso de hospitalización) y el Ceftin.

Vacunas

- Una vacuna neumocócica ofrecerá protección contra las 23 cepas diferentes de *streptococcus pneumoniae,* el principal responsable de la neumonía bacteriana.
- La vacuna contra la influenza ofrecerá protección contra la gripe, que suele ser la causa del desarrollo de neumonía bacteriana.

MEDICAMENTOS ANTIVIRALES

- Pueden utilizarse en personas con alto riesgo que desarrollen influenza para reducir la posibilidad de desarrollar una neumonía bacteriana secundaria.

TERAPIA NUTRICIONAL

- Se suministran fluidos intravenosos en caso de hospitalización.
- Si puede comer, los alimentos livianos como sopas, cereales y pudines, brindarán calorías, nutrientes y fluidos.

HIDROTERAPIA

- Si el aire de su habitación es frío y seco, los humidificadores portátiles pueden facilitar la respiración si los pulmones están muy congestionados.

OPCIONES ADICIONALES

- Podría necesitarse oxígeno por medio de una cánula nasal.
- En casos severos, un respirador mecánico puede ofrecer ayuda para respirar y oxígeno hasta que el paciente recupere la fuerza y pueda respirar "eficazmente" por sus propios medios.
- Se pueden inhalar broncodilatadores en un nebulizador.
- Drenaje postural: los terapeutas respiratorios rompen la mucosa por medio de golpes suaves en la espalda.

NEUMONÍA VIRAL

Probablemente entre el 20 y el 30 por ciento de las neumonías son causadas por virus, y los principales responsables son los de la influenza. Existen otros agresores como el adenovirus y los virus Cocksackie; y ambos suelen producir resfriados. Otro responsable bastante conocido es el virus sincitial respiratorio (VSR), que causa neumonía, especialmente en niños pequeños.

Síntomas de la Neumonía Viral

Las neumonías virales no son tan fuertes como las producidas por bacterias. Comienzan con escalofrío, fiebre, dolor de cabeza, y pérdida del apetito, muy semejantes a los síntomas del virus de la gripe que realmente son, pero tres o cuatro días después se presenta una tos seca seguida de dificultad respiratoria.

Diagnóstico de la Neumonía Viral

La radiografía de la neumonía viral tiene una aspecto particular (ver ilustración en la página 165). Antes que producir las zonas claramente definidas de infección que se ven en la neumonía bacteriana, la neumonía viral produce por lo general pequeños parches difusos en ambos pulmones. El fluido permanece en los tejidos en vez de acumularse en los alvéolos.

Impacto de la Infección

Los virus infectan las células pulmonares coronadas por cilios que extraen el moco de las vías respiratorias. Las células se hacen más grandes y los cilios no pueden limpiar las vías respiratorias. La mucosa se acumula, produciendo tos e inflamación. Los virus se replican en el interior de las células y son liberados para infectar otras áreas. Cuando los virus se reproducen, destruyen células, causan fiebres, escalofríos e inflamación de las vías respiratorias.

Prevención de la Neumonía Viral

Con este tipo de neumonía, el mejor ataque es una buena defensa. Siga las recomendaciones para reducir el riesgo de con-

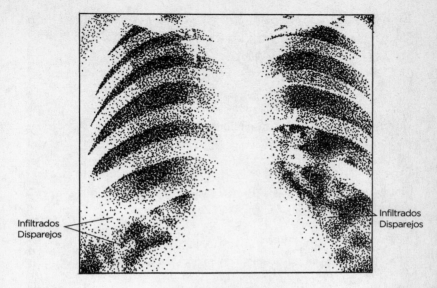

Infiltrados
Disparejos

Infiltrados
Disparejos

NEUMONÍA VIRAL

traer resfriados. Lávese las manos con frecuencia y evite las multitudes durante el apogeo del invierno. Para protegerse de la neumonía viral causada por la gripe, simplemente asegúrese de recibir la vacuna anual contra esta enfermedad; es una forma bastante efectiva de prevenir tanto la influenza como la neumonía viral, las cuales pueden ser dolorosas y agotadoras.

Aspectos del Tratamiento

Las neumonías virales no responden a los antibióticos utilizados para tratar la neumonía bacteriana. Si la enfermedad es tan delicada que usted necesita ser hospitalizado, el tratamiento se enfoca generalmente en el soporte. Si hay dificultad para respirar, le daremos oxígeno. Actualmente, los médicos están utilizando antivirales como el Tamiflu y el Relenza, que pueden prevenir y disminuir

PLAN DE TRATAMIENTO: NEUMONÍA VIRAL

Antihistamínicos

- Se recetan si las vías respiratorias superiores están congestionadas.

Descongestionantes

- Se recetan si los senos paranasales y los oídos están congestionados.

Antiinflamatorios

- Se receta aspirina, acetaminofeno o ibuprofeno para controlar la fiebre y el dolor.

Alivio de la Tos

- Puede utilizarse codeína para reducir el dolor en el pecho y aliviar la tos.

Antibióticos

- No se recetan a menos que haya signos tempranos de una infección bacteriana secundaria, como por ejemplo, un aumento en la fiebre.

Vacunas

- Una vacuna anual contra la gripe prevendrá esta afección así como una neumonía viral asociada, pues esta condición suele ser parte de la influenza.

MEDICAMENTOS ANTIVIRALES

- Si los síntomas de neumonía aparecen temprano durante la influenza, los médicos podrían prescribir antivirales como Relenza o Tamiflu para reducir el impacto viral. Los antivirales no suelen prescribirse si los síntomas de la neumonía aparecen más de 48 horas después del desarrollo de la gripe.

TERAPIA NUTRICIONAL

- Si su neumonía viral requiere hospitalización, se le podría alimentar por vía parenteral en caso de prolongación de la enfermedad.
- Si usted puede comer y tragar sin molestias, debería llevar una dieta liviana que incluya sopas fácilmente digeribles, gelatina y huevos revueltos.

HIDROTERAPIA

- Un humidificador portátil en su habitación puede suavizar el moco endurecido en los pulmones.

SOPORTE ADICIONAL

- El oxígeno suministrado por vía nasal puede ser útil para los pulmones infectados.
- Si tiene dificultad para respirar, se podría necesitar soporte mecánico hasta que logre controlarse la infección.

el impacto de la influenza y de la neumonía viral si se detecta en una fase temprana. Estos medicamentos se suministran por vía oral o nasal y se toman durante cinco a siete días.

Complicaciones de la Neumonía Viral

La complicación más común en la neumonía viral es el desarrollo de una neumonía bacteriana secundaria. El fluido y el moco que se acumulan en las vías respiratorias superiores son un lugar ideal para el crecimiento de las bacterias que generalmente viven en las vías respiratorias superiores. Es importante que usted y su médico estén al tanto de cualquier cambio en sus síntomas que pudieran señalar el desarrollo de una segunda forma de neumonía. Algunos de ellos son aumento en la fiebre, dolor en el pecho y el desarrollo de una tos húmeda que produce esputo de color oscuro.

NEUMONÍA POR MICOPLASMAS

El tercer tipo de neumonía se conoce como atípica o neumonía por *micoplasmas*. Tom, a quien ya había mencionado anteriormente en este capítulo, contrajo esta forma de neumonía que generalmente se presenta en adultos más jóvenes y saludables y en niños mayores. Es causada por micoplasmas, los organismos vivientes más pequeños, que en términos de desarrollo están a mitad de camino entre un virus y una bacteria.

Los micoplasmas son parásitos superficiales: se aferran a la parte superior de las membranas celulares y casi nunca invaden los tejidos y la corriente sanguínea, pero su adherencia causa daño y muerte celular. La neumonía por micoplasmas puede causar una neumonía bastante contagiosa, aunque generalmente leve, que es trasmitida por el contacto humano. De hecho, es el único tipo de neumonía que se contagia. Conocida popularmente como neumonía ambulante, los brotes de neumonía por micoplasmas son comunes entre estudiantes universitarios y soldados, quienes viven en cuarteles, dormitorios y barracas.

Este tipo de neumonía puede comenzar con síntomas semejantes a los del resfriado como fiebre y escalofríos. El síntoma más característico es una tos persistente que produce espasmos casi violentos de tos con poca presencia o ausencia de moco. Puede durar varios meses y producir agotamiento en víctimas como Tom.

La neumonía por micoplasmas tiene un aspecto semejante a la de una neumonía viral en una radiografía. Los pulmones tienen pequeños parches infecciosos en ambos pulmones. Podemos utilizar un análisis de sangre llamado serología para buscar anticuerpos contra los micoplasmas, pues nuestro organismo produce estos anticuerpos en respuesta a la infección causada por los micoplasmas. Un mayor nivel de anticuerpos es un claro indicio que estos organismos han causado enfermedad en el cuerpo. Los niveles de anticuerpos son especialmente eficaces para identificar a los micoplasmas porque la enfermedad es lenta y persistente, lo cual da tiempo para que se generen concentraciones o niveles de anticuerpos. La neumonía por microplasmas puede identificarse con exactitud si se cuenta con el historial del paciente, se toman radiografías y se hacen varios exámenes de sangre.

Aspectos del Tratamiento

La neumonía por micoplasmas no responde a la familia de antibióticos de la penicilina. De hecho, cuando un paciente no responde a lo que se cree que es el principal tratamiento de las neumonías bacterianas, esto hace que los médicos concluyan que están enfrentados a micoplasmas, que afortunadamente pueden controlarse con nuevos antibióticos de espectro amplio como la eritromicina o el Tequin.

PLAN DE TRATAMIENTO: LA NEUMONÍA "AMBULANTE" POR MICROPLASMAS

Antihistamínicos

• No se prescriben generalmente.

Descongestionantes

• No se prescriben generalmente.

Antiinflamatorios

• Se puede recetar acetaminofeno o ibuprofeno para aliviar la fiebre.

Alivio de la Tos

• Los jarabes con guaifenesina pueden aflojar el moco duro y seco.
• Pueden recetarse medicamentos para la tos con codeína para aliviar la tos agotadora, un síntoma frecuente de la neumonía por micoplasmas.

Antibióticos

• Los antibióticos más adecuados son los macrólidos como el Biaxin o Zithromax, las tetraciclinas o el Levaquin. Generalmente se deben tomar durante 7 a 10 días, pero ocasionalmente hay que hacerlo durante un lapso de tiempo mayor.

Vacunas

• Ninguna disponible.

Medicamentos Antivirales

• No se aplican.

TERAPIA NUTRICIONAL

- Comidas normales.
- El té caliente y la sopa de pollo aliviarán temporalmente la sensación de congestión.

HIDROTERAPIA

- Bañarse con agua caliente en la mañana hará que sus pulmones respiren con mayor facilidad.
- Si el clima es frío y seco, un humidificador portátil para su cuarto aflojará el moco de las vías respiratorias.

Complicaciones de la Neumonía por Micoplasmas

Generalmente, la neumonía por micoplasmas es una enfermedad larga, pero poco complicada. Cuando afecta a personas mayores o con problemas de salud, se sabe que se desarrolla un trastorno en la sangre llamado *anemia hemolítica*. Por razones que no son claras, los anticuerpos producidos en respuesta al ataque de los micoplasmas se adhieren a los glóbulos rojos y los destruyen. Los síntomas de la anemia hemolítica incluyen palidez, fatiga y dificultad respiratoria. Puede tratarse exitosamente con una combinación de esteroides y transfusiones de sangre.

Prevención de la Neumonía por Micoplasmas

No existe ninguna vacuna para la neumonía por micoplasmas. Se propaga por gotas y material infectado de persona a persona, casi de la misma forma en que se transmite la influenza. Para limitar la infección, es necesario reconocer que se ha presentado un brote en una comunidad y tomar medidas para aislar y tratar a quienes están infectados. Unas normas de higiene adecuadas, como lavarse las manos y no coger objetos que puedan estar infectados, le garantizarán evitar el contacto con materiales infectados.

CAPÍTULO 9

Influenza: El Gemelo
Malvado del Resfriado

Peggy Sue Coopersmith tenía 57 años; había sido la administradora de un equipo de luchadoras, presentadora de un programa radial y propietaria del que seguramente es el mejor café-bar de Brooklyn. "Coop," como le decían sus amigas, se sentía orgullosa de su buena salud e ignoraba jocosamente la vacuna anual contra la gripe que yo le recomendaba. Después de una semana de ataques de tos y alta fiebre que la dejaron "tan agotada que no podía hablar," según sus propias palabras, Coop logró llegar a la sala de emergencias, convencida que tenía una enfermedad extraña y letal, y se sorprendió cuando supo que tenía la misma gripe que habían padecido millones de personas en todo el territorio estadounidense durante ese invierno. Aunque había ignorado mi consejo para vacunarse contra la gripe durante casi toda su vida adulta, el impacto que le produjo esa experiencia la convenció de ser la primera en la fila para recibir la vacuna en los años siguientes.

Así como el resfriado, la influenza es causada por un virus, pero las similitudes son superficiales. La influenza hace su aparición anual en otoño, por la misma época que los partidos de fútbol de los domingos y los pavos del día de Acción de Gracias. La gripe afecta anualmente a 60 millones de niños y adultos en los Estados Unidos, causa la hospitalización de 200,000 personas y la muerte de más de 20,000.

La Influenza: La Última Gran Peste

El flagelo de la viruela, el sarampión y la peste bubónica se controlaron hace mucho tiempo gracias al desarrollo de vacunas, antibióticos y nuevas políticas de salud pública. Pero a pesar de todos los avances científicos, la gripe sigue atacando anualmente a centenares de millones de personas en todo mundo. Cuando esta enfermedad afecta a un gran número de personas en una comunidad, se dice que es una epidemia, y se le llama una pandemia cuando se propaga por todo el mundo.

Se han presentado fuertes estallidos de gripe a lo largo de los siglos. La primera epidemia fue registrada en el 412 antes de nuestra era por Hipócrates, el gran médico griego. Los médicos europeos del siglo XVI registraron estallidos de infecciones respiratorias severas, pero no necesariamente fatales. En el transcurso de los dos siglos siguientes, se presentaron quince pandemias severas de influenza que causaron enfermedad y muerte. Sin embargo, fue la pandemia de influenza de 1899 la que se destacó por sus colosales niveles de mortandad. Se originó en el este de Rusia, cerca a la frontera china, se propagó por todo el mundo, y causó un nivel de estragos desconocido hasta entonces para el virus de la influenza. En muchos lugares, entre 40 y el 50 por ciento de la población se enfermó de gravedad. Muchos investigadores creen que los cambios genéticos en el virus de la epidemia de 1899 fueron la base para lo que sería la pandemia de influenza de 1918.

Esta pandemia, también conocida como la gripe española, es el parámetro en el cual nos basamos actualmente para definir la influenza. En un lapso de dos años, afectó a 200 millones de personas y causó la muerte a una cifra que se calcula entre los 21 y los 50 millones de personas en todo mundo. En los Estados Unidos, 500,000 niños y adultos murieron debido a la gripe española. A diferencia de otras epidemias de gripe, en donde los ancianos suelen morir, los jóvenes adultos presentaron niveles de mortandad extraordinariamente altos. De hecho, el 50 por ciento de todas las muertes se presentaron en adultos jóvenes y saludables entre los 20 y los 40 años.

Los registros de salud de aquella época señalan que en los dos años anteriores se habían presentado brotes aislados y esporádicos de una influenza severa. En la primavera de 1918, las tropas americanas se estaban movilizando para unirse al frente occidental en la Primera Guerra Mundial. La influenza estalló en un campamento militar de Kansas en marzo, y aunque fue severa, la mayoría de los soldados sobrevivieron. En pocas semanas, la gripe se propagó a miles de hombres jóvenes congregados en campamentos militares y barcos de guerra, y pronto infectó a decenas de miles de civiles. La gripe se había propagado por todo el mundo a comienzos del verano, y parecía fortalecerse a medida que viajaba. Para agosto, la enfermedad se había vuelto letal: muchos hombres fuertes y jóvenes se enfermaron y murieron en pocas horas.

Generalmente, la neumonía es una complicación ocasional de la gripe, pero en la influenza de 1918, una de cada diez personas con gripe contrajo neumonía. Cuando la pandemia terminó, el virus había matado al dos por ciento de la población mundial. Normalmente, el virus de la gripe ataca solo al sistema respiratorio, pero este virus lo hizo con una velocidad y una violencia sin precedentes. Los pulmones de las víctimas quedaron literalmente ahogados en agua, deshechos y destruidos casi por completo.

Adicionalmente, el virus de la gripe de 1918 sufrió varios cambios genéticos y atacó órganos en todo el cuerpo. Atacaba y destruía el hígado y los riñones. Los músculos del estómago se desgarraban y sufrían hemorragias, y muchos de los sobrevivientes nunca se recuperaron por completo. Hubo un aumento

SOLUCIONES SIMPLES
PARA UN GRAN DOLOR

Estos dolores característicos son causados por el torrente de agentes inflamatorios que el cuerpo produce como parte de su sistema defensivo. Los componentes antiinflamatorios, como el acetaminofeno, el ibuprofeno y la aspirina bloquean la descarga de estos agentes y contribuyen al alivio temporario. Para más información sobre como funcionan estos compuestos, vea el capítulo 3.

sin precedentes de endocarditis crónica, una enfermedad cardiaca generalmente rara, mientras que otros sufrieron daños neurológicos permanentes. En los quince años posteriores al final del estallido en 1918, muchos de los sobrevivientes desarrollaron una forma de encefalitis que los dejó en estado de coma permanente. Los médicos sospechan que esta forma de enfermedad, descrita de manera conmovedora por Oliver Sacks en su libro *Despertares,* se debía al impacto causado por el virus de la influenza de 1918 en el cerebro o en el sistema neurológico de los sobrevivientes.

Afortunadamente, los médicos creen que si un virus como ese apareciera ahora, la mayor vigilancia de enfermedades y los avances médicos en la prevención y tratamiento evitarían la repetición de la peor pandemia de influenza en la historia. Hay que recordar que en 1918 no se sabía que dicha enfermedad era causada por un virus. No existía inmunización, había muy poco o ningún tratamiento de soporte, y tampoco había oxígeno, antibióticos ni actividades para tratar la enfermedad y sus complicaciones.

La muerte y el sufrimiento causados en todo el mundo por esta pandemia de influenza hicieron que los políticos y los estamentos militares apoyaran la investigación para prevenir la repetición de esa plaga. Richard Shope, un virólogo radicado en

Iowa, aisló el virus en 1933. Cuando los ejércitos se movilizaron de nuevo durante la Segunda Guerra Mundial, las tropas ya habían recibido una vacuna efectiva contra la influenza.

Síntomas de la Gripe

La gripe comienza de manera súbita. Usted se siente bien, y poco después ya tiene dolor de cabeza. Se sentirá bastante enfermo al cabo de pocas horas y tendrá fiebre, dolor corporal y agotamiento. Una tos seca y fuerte se desarrolla en las 24 horas iniciales. Puede tener sensibilidad a la luz en los ojos y no es extraño que sienta náuseas. Sin embargo, las molestias no terminan aquí, usted también presentará congestión y estornudos, como si tuviera un resfriado. Los principales índices de esta infección son los dolores corporales severos y el agotamiento. Podría sentirse demasiado débil para levantarse de la cama y hasta el simple acto de darse vuelta puede ser doloroso.

La fase aguda de la gripe dura de tres a cinco días. Si los síntomas continúan o si la fiebre aumenta, es probable que se haya desarrollado una bronquitis secundaria, una neumonía o una sinusitis. De hecho, por lo menos el 60 por ciento de las gripes se complican con bronquitis.

¿Es una Gripe o un Resfriado?

Por definición, un resfriado es una infección respiratoria alta y afecta la nariz, garganta, oídos y ojos. Los síntomas comienzan lentamente y se desarrollan después de 24 horas. Cuando el resfriado es leve, la fiebre será baja, y usted podrá realizar actividades como el trabajo o el estudio aunque sienta algunas molestias.

La influenza se considera un desorden respiratorio bajo que afecta la garganta y las grandes vías respiratorias de los pulmones. Los síntomas clásicos de la gripe se presentan de manera súbita y contundente. Usted podrá sentirse tan agotado y tan mal que lo único que hará es dormir. Como si esto fuera poco, un día después aparece una tos que causa estremecimiento en todo el cuerpo.

Sin embargo, los virus del resfriado y de la gripe no siempre siguen patrones claramente establecidos. Un virus del resfriado particularmente feroz, especialmente en fumadores o personas con problemas pulmonares como asma, puede producir síntomas severos. Igualmente, una gripe tradicional puede estar acompañada de congestión nasal y estornudos. Adicionalmente, si usted es resistente al virus de la gripe o tiene influenza B, la cual es más suave, o el virus C, la enfermedad podría semejarse a un fuerte resfriado.

Si usted es una persona saludable menor de 60 años, las infecciones menos agresivas serán breves y responderán bien al descanso, la ingesta de líquidos y medicamentos para aliviar los síntomas.

Si los síntomas son severos y usted tiene más de 60 años, es importante reconocer rápidamente la gripe para prevenir complicaciones que pueden ser serias. Si la gripe es detectada en las primeras 48 horas de la infección, los antivirales (como el Tamiflu) pueden reducir la severidad y duración de los síntomas.

Esta semejanza de síntomas del resfriado y la gripe pueden dificultarle el diagnóstico incluso a un médico. A fin de encontrar la respuesta acertada, hay tres aspectos que pueden ofrecernos varias claves:

Aparición de los Síntomas. Una de las mejores claves son las características de los primeros síntomas. Cuando los estornudos y la carraspera de garganta anuncian el comienzo de un problema, es probable que el culpable sea el virus del resfriado. Si las primeras señales son la fiebre, el dolor de cabeza, y el cansancio, es probable que usted sea una estadística más del Sistema Nacional de Vigilancia de la Influenza.

ÉPOCA DE LOS SÍNTOMAS. La temporada de resfriados va de septiembre a marzo, pero puede presentarse en cualquier época del año. La temporada de la influenza es claramente estacionaria y alcanza su apogeo de noviembre a febrero. Si usted se enferma durante el apogeo de la temporada de la gripe, es muy probable que padezca influenza.

SEVERIDAD DE LOS SÍNTOMAS. Un resfriado puede ser molesto y deprimente, pero usted todavía tendrá energías para quejarse. Si tiene gripe, es probable que se sienta demasiado miserable como para hablar. La fiebre, los dolores corporales y una tos que resuena en los huesos hacen que usted se sienta débil y enfermo. Si usted ha tenido una gripe completamente desarrollada, es posible que sepa cuándo vuelva a atacarlo.

Causas de la Influenza

La influenza es causada por un virus único y fascinante. Los tres tipos de virus de la gripe se designan como A, B, y C. El tipo A es el más serio, el causante de epidemias o pandemias a nivel mundial y el único que se presenta tanto en animales como en seres humanos. El tipo B causa epidemias con menos frecuencia, generalmente solo afecta a los niños y produce una enfermedad menos severa. El tipo C no suele ser parte de los brotes de influenza.

Se cree que la reserva natural del virus de la gripe vive inofensivamente en el tracto digestivo de aves acuáticas como patos y gansos, especialmente en el Lejano Oriente. La mayoría de las recientes y extendida cepas de influenza se han originado en la China, como lo fueron la gripe asiática de 1957, la gripe de Hong Kong de 1968 y la gripe fujiana de 2003. En la China, donde grandes multitudes de personas conviven con una gran cantidad de aves, cerdos y otros animales, siempre existirá la posibilidad de desarrollar una infección cruzada entre los seres

LA APARICIÓN DE LA GRIPE AVIAR

En 1997 se descubrió que el estallido de un tipo de influenza letal que provenía de la infección de aves. Cuarenta y cinco niños y adultos contrajeron la gripe por el contacto directo con estas aves. Fue un caso realmente preocupante, pues el 75 por ciento de las personas afectadas murieron, y como la enfermedad era trasmitida por las aves, millones de ellas tuvieron que sacrificarse para detener la propagación. La única buena noticia fue que el virus no se transmitía de una persona a otra. Lo que los médicos temen actualmente es que el material genético de los virus aviares pueda combinarse algún día con el material genético de los virus humanos, algo que los virus de la influenza están en capacidad de hacer, y crear así una modalidad letal de influenza que puede propagarse por el aire de una persona a otra. (Para más información vea la *Nota del Autor* en la página xvii.)

humanos y los animales. Por lo tanto, los epidemiólogos realizan esfuerzos notables todos los años para monitorear la aparición de enfermedades semejantes a la gripe en la China, y poder identificar a las que estén causando esta enfermedad.

Los tipos A y B tienden a cambiar su estructura genética cada año. Cuando el cambio es pequeño, se denomina "desplazamiento antigénico," y cuando es considerable, se conoce como mutación antigénica. Cuando usted se recupera de un episodio de gripe desarrolla anticuerpos a ese virus, y si lo ataca de nuevo, usted tendrá anticuerpos que lo protegerán de la infección. Si el desplazamiento genético es pequeño, sus anticuerpos pueden protegerlo contra nuevas modalidades del virus, o por lo menos, disminuir la severidad de la próxima infección causada por esa cepa. Con mayor frecuencia, el desplazamiento en la configuración genética hace que sus anticuerpos sean menos eficaces; es por eso que a cada año que pasa, la vacuna contra la

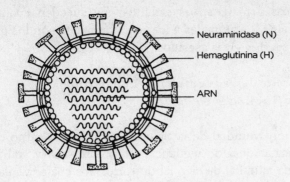

Neuraminidasa (N)

Hemaglutinina (H)

ARN

VIRUS DE LA INFLUENZA

gripe necesita contener nuevos antígenos que se parezcan tanto a las nuevas formas del virus de la influenza como sea posible.

Los cambios genéticos también alteran los tipos de enfermedad que se presentan en su comunidad. Los desplazamientos genéticos causan enfermedad leve en algunos años, pero en otros, aumenta el riesgo de neumonía, náusea y hasta depresión mental. En la mayoría de los casos, el virus es normalmente específico para una sola especie. Por ejemplo, la enfermedad de Newcastle mata a bandadas enteras de pollos, pero no causa enfermedad en los humanos. Así mismo, la papera o la varicela afecta a los niños, pero las mascotas de la casa son inmunes a ella.

Por otra parte, el virus de la influenza no solo afecta a aves, cerdos y caballos, sino también a los seres humanos, y cambia sus características a medida que el virus de la influenza se propaga por las diferentes especies. Los científicos creen que la devastadora epidemia influenza de 1918–1919 que mató a 50 millones de personas en todo el mundo, se originó en un campamento militar de Kansas, en donde los cerdos infectados con la influenza le contagiaron la enfermedad a las tropas destacadas allá. El cambio genético de esta gripe porcina produjo un virus letal para los seres humanos. Aunque cada año ocurren desplazamientos genéticos, los cambios que suceden cuando este virus pasa de los animales a los seres humanos son los que producen los fuertes virus asesinos.

El Sistema de Advertencia Temprana de la Influenza

La Organización Mundial de la Salud (OMS) está a cargo del programa internacional de vigilancia de la influenza y trabaja con una cadena mundial de cien laboratorios, los cuales vigilan, aíslan y examinan constantemente muestras de sangre para detectar nuevos virus. Todo organismo o resultado inusual es enviado a los centros de recolección de la OMS y varios especialistas en vacunas se reúnen al final del invierno para decidir cuáles cepas nuevas se utilizarán en la nueva vacuna contra gripe.

El virus de la gripe parece un arma desarrollada por un científico loco cuando se observa bajo un microscopio electrónico. Es una bola redonda cubierta con dos tipos de "púas": la hemaglutinina (H) y la neuraminidasa (N) (ver ilustración en la página 181). Los cambios en estas dos puntas producen variantes del virus que resultan en pandemias. El tipo del virus de la influenza de la epidemia de 1918 se denomina H1N1. Desde 1918, se han presentado grandes cambios genéticos. El siguiente cambio considerable ocasionó la gripe asiática de 1957 (H2N2), que cobró la vida de 70,000 estadounidenses. Diez años después, la gripe de Hong Kong (H3N2) causó una infección severa que mató a casi 40,000 estadounidenses. Adicionalmente, un millón de hombres, mujeres y niños murieron en todo el mundo a causa de la gripe asiática y la de Hong Kong.

No se descarta que se presente otra pandemia de influenza, y cualquier señal que pueda estar gestándose produce un pánico justificado en médicos y oficiales de salud pública. En 1976, un pequeño brote de una gripe severa se presentó en Fort Dix, Nueva Jersey. Un grupo de nuevos reclutas llegaron a la base en un enero particularmente frío y húmedo. Pocos días después, los hombres jóvenes y saludables comenzaron a ir a la enfermería. Inicialmente, los médicos pensaron que solo se trataba de un fuerte resfriado, pero un médico que trabajaba en el Departamento de Salud de Nueva Jersey sospechó algo peor. Envió muestras de sangre a los Centros para el Control y Prevención de Enfermedades para ver si podían identificar el virus.

La enfermería se llenó de soldados mientras los médicos esperaban los resultados. A comienzos de febrero y a pesar de sentir fiebre y dolor, el soldado David Lewis, participó en la marcha de cinco millas que siempre hacía la tropa. Lewis, quien era joven y tenía una salud excelente, colapsó durante la caminata y murió de una neumonía devastadora en menos de 24 horas. Pocos días después, el CDC informó que varios reclutas, entre ellos el difunto Lewis, tenían una variedad de la gripe porcina. Se le designó H1N1 y estaba íntimamente relacionada con la devastadora gripe que había causado la pandemia de 1918. Habían transcurrido más de cincuenta años desde que la gripe porcina había infectado a seres humanos, y parecía haber regresado. El descubrimiento causó un gran pánico en las esferas gubernamentales y laboratorios de investigación. El prospecto de otra pandemia de gripe porcina cambió para siempre nuestra aproximación a la vacuna contra la influenza.

En 1976, la inoculación de la influenza estaba limitada a los ancianos, al personal de cuidados de la salud y a los militares activos. La vacuna no tuvo una gran acogida entre el público general, y solo se vacunaron anualmente entre doce y dieciséis millones de estadounidenses.

En 1957, y aunque los científicos ya sabían que la gripe asiática (H2N2) estaba por llegar, el gobierno no instauró ningún programa nacional de vacunación. Adicionalmente, las compañías farmacéuticas no elaboraron grandes cantidades de vacunas porque su uso no estaba garantizado. Cuando la gripe asiática llegó, 70,000 personas murieron y las industrias farmacéuticas se quedaron con millones de vacunas que no pudieron vender. Los programas de vacunación tampoco dieron buenos resultados durante el ataque de la gripe de Hong Kong en 1968, pues casi 40,000 personas murieron.

Los médicos y virólogos ya habían anunciado la llegada de otra pandemia cuando la gripe porcina apareció en Fort Dix en 1976 y afectó a más de 500 militares estacionados en la base. El presidente Gerald Ford anunció el primer programa nacional para vacunar a todos los estadounidenses. En un comienzo todo funcionó bien, pues decenas de miles de estadounidenses recibieron la vacuna contra la gripe porcina a principios del otoño de 1977.

No obstante, poco después del programa de inmunización se presentaron dos fenómenos. Por razones que nadie pudo explicar, el virus de la gripe porcina no se propagó, y los episodios acaecidos en Fort Dix permanecieron aislados. Esa fue la buena noticia: Pero, ¿cuál fue la mala? Diversos informes comenzaron a describir un grave problema neurológico llamado el síndrome de Guillian-Barre, que estaba afectando a las personas que recibían la vacuna. En el momento en que 46 millones de estadounidenses ya habían recibido su vacuna, 500 personas habían desarrollado la enfermedad debilitante, y 27 de ellas murieron. El programa de vacunación fue suspendido en medio de un torrente de controversias y acusaciones.

Los problemas de la vacuna generaron una investigación federal. Un selecto grupo de científicos concluyó que a pesar de estos problemas, la vacuna contra la influenza había sido una decisión acertada. El panel señaló que aunque era imposible predecir cuáles cepas pueden atacar y cuáles no, millones de personas habrían muerto si hubiera estallado la gripe porcina. Otros expertos sugirieron que el nivel inusual de complicaciones neurológicas era un reflejo de la contundencia del virus de la gripe porcina y no un problema de la vacuna. A pesar de estas afirmaciones, el programa de vacunación contra la influenza sufrió un descrédito público que ha tardado décadas para superar.

En el otoño de 2003, una gripe severa y prematura atacó a seis mil personas en Colorado y mató a 25 niños. Los oficiales de la salud pública, que ya estaban preocupados por la virulencia y la rápida propagación de este brote, se preocuparon aún más cuando el culpable resultó ser la cepa fujiana (H3N3) recién identificada. Más preocupante aún fue que la vacuna contra la gripe desarrollada ese año estaba lista para ser distribuida, pero no contenía esta poderosa cepa. Un año antes, los expertos sobre la influenza sabían que la nueva cepa había aparecido en la China, pero no podían producir el virus para el año siguiente. Decidieron incluir el Panamá H3N3, un virus relacionado y que ya hacía parte de la producción de vacunas. Sin embargo, esta estrategia no funcionó tan bien como habían esperado.

La vacuna de 2003 solo tuvo un índice de efectividad entre el 40 y el 60 por ciento para ofrecer inmunidad a la influenza. Por otra parte, la vacuna anual contra la gripe tiene un nivel de protección del 70 al 80 por ciento. La vacuna de 2004 contenía la una vez temible cepa fujiana, que para ese entonces ya había sido opacada por una cepa más leve de gripe.

La preocupación sobre los cambios genéticos de la gripe porcina y de la fujiana se desvaneció ante la inquietud que existe acerca de la última variedad, conocida como H5N1. Normalmente, esta cepa solo afecta a las aves, pero en 1997 infectó a 45 personas en diferentes regiones del sudeste asiático. Causó una infección abrumadora que fue fatal entre 25 niños y adultos, y una tasa de mortandad del 75 por ciento. Los médicos tienen toda razón en estar preocupados ya que la tasa de mortandad de la epidemia en 1918 solo fue del dos por ciento. Para algunos investigadores, este estallido tenía todas las características de una posible catástrofe producida por la influenza, en la que la cepa de una gripe animal se transforma en una variedad letal que infecta a los humanos. Hasta la fecha, casi todas las personas infectadas se enfermaron por el contacto directo con pollos. Los oficiales asiáticos de la salud pública reaccionaron y sacrificaron a millones de aves en las que se detectó el virus.

Es probable que esta estrategia haya evitado un estallido mayor, pero la gripe aviar ha seguido propagándose por el Lejano Oriente. Hasta ahora, se han identificado en víctimas en Laos, Vietnam, Tailandia, Camboya, Indonesia y Malasia, y solo en unos pocos casos se propagó por el contacto con un familiar infectado. Lo que los médicos temen es que el virus H5N1 siga mutando y pueda propagarse de una persona a otra. A muchos expertos les preocupa que nuestras técnicas actuales de detección viral y de producción de vacunas no estén a la altura del desafío de la gripe aviar.

Genética Invertida

El sistema de aviso temprano para la identificación de nuevas cepas virales se ha utilizado durante más de sesenta años. Aunque ha funcionado con efectividad, también es una peligrosa carrera contra el tiempo para identificar anualmente a las cepas de virus dominantes, escoger los más adecuados, incluirlos en las vacunas, y luego producir y distribuir esta protección contra la influenza durante la próxima temporada de gripe. Con el fin de ser más pro activos, los virólogos han estado trabajando en una técnica conocida como *genética invertida*. En lugar de esperar ansiosamente la próxima variación natural y peligrosa del virus, la genética invertida desarrolla una cepa anticipada que contiene códigos genéticos menos virulentos. Los virus creados en los laboratorios pueden utilizarse para producir una vacuna segura y efectiva contra un asesino potencial, y la genética invertida se está utilizando actualmente para desarrollar una vacuna efectiva contra el temido virus aviar H5N1.

Hasta ahora, el proyecto ha tenido un desarrollo lento. En lugar de crecer en un tubo de ensayo (como sucede con la genética invertida), el virus de la influenza crece en huevos fertilizados y es cosechado para producir una vacuna.

Desafortunadamente, el virus mata a los huevos antes que pueda desarrollarse una cantidad suficiente de niveles virales. Este nuevo tipo de virus ha obligado a los investigadores a buscar nuevas formas de trabajar con el virus de la influenza. La vacuna a base de huevos es una tecnología antigua, y la necesidad de encontrar una nueva alternativa beneficiará a largo plazo el desarrollo de las vacunas en general.

Transmisión de la Influenza

El virus de la influenza se propaga a través del aire por las gotitas de personas infectadas. Usted comenzará a propagar el virus 24 horas antes que se presenten los síntomas, de tal forma que usted puede trasmitir la influenza cuando no sabe aún que ya está enfermo. Después del desarrollo de los síntomas (generalmente en los dos primeros días de exposición), usted será una persona contagiosa durante otros cinco días. Las personas que no parecen contraer gripe durante una epidemia suelen presentar una condición subclínica, es decir, una infección con pocos síntomas o con síntomas leves. Se calcula que un número cuatro veces mayor de personas contrae esta gripe "silenciosa" que aquellas que desarrollan síntomas completos. Sin embargo, las personas infectadas con esta gripe sin síntomas pueden propagar la infección, motivo por el cual esta parece comenzar estallando esporádicamente, y luego aparece de manera repentina en muchas personas de una comunidad.

Normalmente, las personas infectadas con una enfermedad respiratoria se sienten demasiado indispuestas para realizar sus actividades normales. Sin embargo, los médicos creen que el gran número de víctimas de esta gripe sin síntomas contribuye a la rápida propagación mundial de la influenza tan pronto aparece el virus. El virus de la gripe también puede permanecer varias horas en el aire, a la espera de hacer contacto con alguien, y aparentemente puede viajar varias millas. Se sabe de brotes que han aparecido entre granjas aisladas, donde no ha habido ningún contacto humano, y sin embargo, los animales de ambas granjas han quedado infectados. Los marineros que navegan varias semanas han contraído influenza de manera espontánea a varias millas de distancia de la costa en donde la influenza ha afectado a las comunidades que viven en tierra firme.

No es casual que la temporada de la gripe venga acompañada por un clima frío y muchos vientos. Las bajas temperaturas hacen que las personas pasen más tiempo reunidas en interiores y con las ventanas de sus casas, oficinas y apartamentos cerradas, elevando así la carga viral en el aire.

Los cielos grises y fríos y los cortos días de invierno también parecen contribuir a la propagación de la gripe. La luz solar y las temperaturas cálidas son letales para el virus. Algunos investigadores han sugerido que las noches frías y con viento pueden propagar el virus de una comunidad a otra. Aunque varios experimentos han demostrado que el clima frío y húmedo no causa una mayor susceptibilidad a los resfriados y a la gripe, este tipo de clima puede aumentar la transmisión de la influenza, corroborando así la antigua relación que existe entre la enfermedad y el clima frío de invierno.

El Impacto en el Cuerpo

El virus de la influenza generalmente se limita a la tráquea y a los bronquios (ver ilustración en la página 181). Los biólogos moleculares han demostrado que las células de la garganta y los bronquios tienen sitios de recepción que se unen con las púas de la hemaglutinina utilizadas por los virus para entrar a la célula.

Cuando el virus del resfriado ataca a una célula, se replica rápidamente en su interior, pero la deja intacta. Usted desarrolla síntomas molestos, pero suelen ser lo suficientemente suaves como para que pueda seguir realizando sus actividades diarias. En contraste, cuando el virus de la gripe se replica rápidamente,

CUANDO EL VIRUS DE LA GRIPE SE PROPAGA A OTROS ÓRGANOS

Normalmente, el virus de la gripe limita su ataque a las células de la garganta y a las grandes vías respiratorias. Los fumadores o personas con asma que tienen vías respiratorias frágiles pueden sufrir un ataque viral directo. Cuando el virus invade los alvéolos o el tejido pulmonar intersticial, una simple gripe se transforma en una neumonía viral. Los principales síntomas de la neumonía viral son dolor en el pecho y dificultad respiratoria. Los cambios en la configuración genética del virus de la gripe también pueden extenderse a otros órganos infectados. Durante la pandemia de 1918, el virus atacó el hígado, riñón, el corazón, y el cerebro.

aparecen miles de nuevas partículas del virus que destruyen las células. Además de la liberación de millones de nuevos virus, las células que mueren esparcen proteínas inflamatorias por todo cuerpo. El fuerte daño celular produce altos niveles de citocinas, lo que genera el cansancio y la alta fiebre típicos de la gripe. Es por esto que usted se siente tan mal cuando tiene gripe, pues los dolores, achaques y la fiebre son directamente proporcionales a la cantidad de compuestos inflamatorios que hay en el cuerpo. La tos, que probablemente sea lo peor de la gripe, se desarrolla cuando los compuestos inflamatorios de células muertas y que están muriendo, irritan los nervios en la garganta y vías respiratorias, detonando el reflejo de la tos.

Diagnóstico de la Influenza

Por lo general, el diagnóstico se hace basado en los síntomas y en la estación. Si la gripe está en todo su apogeo entre noviembre y febrero y los síntomas son fiebre superior a 101°F, tos y cansancio, la mayoría de los médicos se sienten seguros diagnosticando influenza. Si los síntomas son especialmente severos, como por ejemplo, una fiebre de más de 103°F, dificultad respiratoria, o si usted desarrolla síntomas semejantes a los de la gripe a comienzos de la primavera o verano, es probable que su médico tome una muestra de sangre para tratar de identificar el virus que está causando problemas. Pero en términos generales, el diagnóstico se hace sin necesidad de pruebas de laboratorio.

Complicaciones de la Influenza

Generalmente las complicaciones se consideran como un problema ocasional en la mayoría de las enfermedades respiratorias, pero con la influenza, es más probable que se presenten problemas adicionales como los enunciados a continuación:

Influenza más Bronquitis. La bronquitis aguda se presenta en al menos el 60 por ciento de las personas con influenza. La exposición al humo del cigarrillo y a la contaminación ambiental parece aumentar el riesgo de desarrollar bronquitis con influenza. Adicionalmente, si usted tiene enfermedades subyacentes como asma o enfisema, es casi seguro que desarrollará otros problemas pulmonares.

Durante el transcurso normal de una gripe, la fiebre, la irritación de garganta y los dolores corporales comienzan a disminuir en los tres primeros días. Si el virus invade la tráquea, usted podría sentir un dolor agudo en el pecho al toser o respirar. Si la fiebre aumenta de nuevo y la tos se hace más severa, probablemente usted haya desarrollado un caso de bronquitis viral aguda. Si hay producción de mocos de color verdoso o la fiebre sigue sobrepasando los 101° Fahrenheit, es probable que haya comenzado una infección bacteriana, en cuyo caso podrían prescribirse antibióticos.

Influenza más Neumonía. La neumonía es una de las complicaciones más delicadas de la influenza. En algunos casos, el virus de la influenza infecta directamente las vías respiratorias. Los síntomas que señalan la aparición de la neumonía viral son fiebre alta y dificultad respiratoria, los cuales se desarrollan de tres a cuatro días después de haber contraído la gripe. La dificultad respiratoria puede ser tan severa que usted podría requerir el suministro de oxígeno. En personas mayores, especialmente quienes tengan problemas subyacentes de salud, la neumonía viral puede ser fatal en muy poco tiempo. La influenza también puede transformarse en una neumonía bacteriana severa.

Si la fiebre es alta, la dificultad respiratoria o la tos se hacen más severas, los médicos sospecharán que podría haberse desarrollado la colonización bacteriana de los pulmones. La neumonía bacteriana se desarrolla cuando el virus de la influenza causa los suficientes daños a la superficie de las vías respiratorias y estas ya no pueden deshacerse del moco. La acumulación de desperdicios conduce al crecimiento en los pulmones de la bacteria que produce neumonía. La neumonía bacteriana se manifiesta con fuertes escalofríos, aumento en la fiebre, dolor en el pecho, dificultad respiratoria, y un esputo de color oscuro.

Es posible tener neumonía bacteriana y viral al mismo tiempo. El índice de mortalidad para los pacientes hospitalizados con influenza complicada con neumonía puede ser de hasta el 50 por ciento. Aunque suele ser más grave en los pacientes ancianos durante las pandemias de influenza, el 50 por ciento de las muertes se presenta en personas menores de 65 años.

Síndrome de Reye. Es una enfermedad aguda que produce inflamación cerebral y lesiones severas en el hígado. Afecta principalmente a los niños pequeños después de infecciones virales como la influenza o la varicela. En 1982, el jefe del servicio federal de sanidad les advirtió a los padres de familia que no les dieran aspirina a los niños que tuvieran varicela o enfermedades semejantes a la gripe debido a su relación con el síndrome de Reye.

Prevención de la Influenza

La gripe y sus posibles complicaciones pueden prevenirse con dos vacunas económicas, seguras y ampliamente disponibles. La vacuna anual contra la gripe contiene tres cepas diferentes del virus de esta enfermedad. Cada año se desarrollan nuevas cepas de influenza, y la vacuna anual está diseñada para protegerlo a usted de las nuevas cepas. En 2004, la recomendación para recibir esta vacuna se amplió con el objetivo de cubrir a un mayor número de niños y adultos que presentaban un mayor riesgo de complicaciones. En la página 193 encontrará una lista completa de las personas que deberían recibir esta vacuna.

En términos generales, deberían vacunarse todas las personas mayores de 50 años, los residentes en hogares de ancianos, los infantes menores de 23 meses, los adultos o niños mayores de 23 meses que tengan diabetes, enfermedad cardiaca, enfermedad pulmonar crónica o quienes tengan insuficiencia en el sistema inmunológico, familiares y personas que brindan asistencia a personas con alto riesgo, médicos y trabajadores en el campo de la salud, mujeres embarazadas en el segundo y tercer trimestre, y jóvenes menores de 18 años con terapia crónica de aspirina.

Escasez de la Vacuna

En 2004 aparecieron las nuevas recomendaciones que se extendieron al grupo en riesgo de contraer influenza, y ese mismo año hubo también una gran escasez de la vacuna contra la gripe. Las compañías farmacéuticas se vieron desmoralizadas para producir este recurso preventivo que tanto necesitaba debido a la forma en que la vacuna era comprada y regulada (ver Capítulo 3). En 2004, las cuatro vacunas contra la gripe fueron elaboradas por solo dos compañías: Chiron, de Inglaterra, y Aventis, de los Estados Unidos.

En Inglaterra ocurrió un accidente en la producción de vacunas contra la gripe, que ocasionó la contaminación de 50 millones de dosis, es decir la mitad de las dosis requeridas en los Estados Unidos. La preocupación que produjo la escasez y el saber que este problema se había vaticinado varios años atrás, seguramente generará cambios en la forma en que se produce la vacuna—y ojalá—en la forma en que se regula a la industria farmacéutica.

¿Quién Debería Recibir la Vacuna Contra la Gripe?

Existen dos criterios predominantes acerca de quienes deberían vacunarse. El criterio tradicional ha consistido en proteger a los que tienen un mayor riesgo de complicaciones: ancianos, personas con problemas subyacentes de salud y niños pequeños. No obstante, en términos de salud pública, inmunizar a estas personas no es un método efectivo para controlar la propagación (y costos) de la enfermedad. Para tal fin, algunos expertos en la influenza sugieren una mayor vacunación para aumentar la resistencia general del virus, un concepto que se conoce como inmunidad de rebaño.

Esto funciona de la siguiente manera: Mientras más personas sean resistentes al virus, tendrán una menor posibilidad de transmitirlo. Diversos estudios han demostrado que la mitad de la población necesita recibir la vacuna para que se logre inmunidad de rebaño. Se ha sugerido que al enfrentar a unos huéspedes tan poco susceptibles, el virus pierde fuerza y desaparece. Otros sugieren incluso que la gripe porcina no se convirtió en una epidemia gracias al programa de vacunación. Aunque el programa fue interrumpido antes que todas personas

recibieran la vacuna, esta se le suministró a 46 millones de estadounidenses, una cantidad que pudo haber sido suficiente para
producir algún grado de inmunidad de rebaño.

Antes que centrarse en las personas que son susceptibles
a las complicaciones, los defensores del método de la inmunidad
de rebaño recomiendan la vacunación para los niños en edad
escolar, pues son los mayores transmisores del virus. Un solo
niño infectado puede pasar el virus a sus compañeros y profesores, quienes a su vez infectarán a sus familiares. A fin de
respaldar esta teoría, los médicos señalan que los ancianos tienen contacto con un número mucho menor de personas, razón
por la cual tienen menos probabilidades de contagiar a otras.
También señalan que aunque la vacuna contra la gripe tiene
un porcentaje de efectividad del 70 al 90 por ciento en niños
adultos, la menor inmunidad que presentan las personas mayores 65 años hace que la vacuna solo tenga un porcentaje efectividad del 35 al 40 por ciento en ellos. De hecho, un estudio
realizado en Inglaterra concluyó que la mejor forma de reducir
los niveles de mortalidad ocasionados por la gripe en un hogar
para ancianos, consistió en inmunizar al personal antes que a los
residentes.

Los nuevos parámetros de vacunación emitidos en 2004 cubren alrededor de 100 millones de personas, es decir, casi a la
mitad de la población. Yo soy un ferviente defensor de la vacuna contra la gripe y se la recomiendo a todas las personas,
exceptuando a aquellas que son alérgicas al huevo.

Vacuna Contra la Neumonía: La Segunda Línea de Defensa

La influenza y sus complicaciones de neumonía bacteriana son
una combinación debilitante. Afortunadamente, la vacuna contra la neumonía lo protegerá a usted de 23 cepas diferentes
de estreptococo, el organismo más común de la neumonía. La

vacuna contra la neumonía se recomienda a tres grandes grupos de personas: todos los individuos mayores de 65 años; personas mayores de dos años con problemas subyacentes de salud como asma, diabetes o enfermedad cardiaca; y personas mayores de dos años que tengan inmunidad suprimida como pacientes con VIH, que consuman esteroides o estén recibiendo quimioterapia.

Una vacuna anual contra la gripe, así como una sola vacuna contra la neumonía (en caso de recomendarse) hará que los inviernos causen menos problemas y que usted disfrute de una mejor salud.

Aspectos del Tratamiento de la Influenza

El virus de la gripe provoca la liberación de una gran cantidad de compuestos inflamatorios como las prostaglandinas y las intraleuquinas, causando fiebre, dolores corporales y agotamiento. La base del tratamiento contra la gripe comienza con el uso regular de agentes antiinflamatorios como la aspirina, el acetaminofeno o el ibuprofeno. El uso regular de agentes antiinflamatorios reducirá el gran malestar ocasionado por la gripe. Otros síntomas como dolor de garganta, congestión, y tos pueden aliviarse con remedios específicos.

A los pacientes con problemas subyacentes de salud como diabetes o asma, yo les receto medicamentos antivirales como el Tamiflu, el cual bloquea la replicación del virus de la gripe en el cuerpo y debe tomarse en las 48 horas iniciales de los síntomas. Después de este tiempo, los virus de la influenza habrán producido una inundación de citocinas inflamatorias, por lo que los dolores corporales y la fiebre necesitan tratarse directamente.

Aunque los antibióticos no controlan el virus de la gripe, pueden utilizarse si el aumento en la fiebre y el moco oscuro indican que se ha desarrollado una bronquitis.

PLAN DE TRATAMIENTO: INFLUENZA

Antihistamínicos

• Si se presenta estornudo y congestión, tome antihistamínicos tradicionales dos veces al día. La sedación no suele ser un problema, ya que usted se sentirá tan enfermo que no podrá trabajar ni realizar actividades físicas.

Descongestionantes

• Si hay congestión, utilice descongestionantes según las instrucciones del fabricante. Utilice descongestionantes en spray solo por tres días para evitar la congestión de rebote (ver pág. 32). Si la congestión continúa, sustituya por un descongestionante oral por cuatro días durante la fase aguda de la gripe.

Antiinflamatorios

• Tome acetaminofeno, ibuprofeno, o aspirina cuando aparezcan los síntomas de la gripe y continúe tomándolos cada cuatro horas durante los próximos cuatro o cinco días para aliviar la fiebre, los dolores y la fatiga general.

Alivio de la Tos

• Tome supresores de la tos con dextrometorfano o codeína (con prescripción médica) según las instrucciones del empaque.
• Pastillas con benzocaína para aliviar el dolor garganta y el reflejo de la tos.

Antibióticos

• No son necesarios a menos que usted tenga asma, EPOC u otros problemas subyacentes de salud y haya sospecha de una bronquitis secundaria.

• Si la tos persiste o aumenta después de siete días, hay producción de flema verde o aumento en la fiebre, podrían prescribirse antibióticos como la Augmentina, el Biaxin o el Zithromax.

VACUNAS

• Haga que la vacuna anual contra la gripe sea una parte tan integral de sus actividades de otoño como la calabaza de Halloween.
• Si usted califica para la inyección contra la neumonía (ver página 194, asegúrese de recibirla, ya que ofrece una protección de por vida.

TERAPIA ANTIVIRAL

• Tomar Tamiflu o Relenza dos veces diarias durante cinco a siete días en las 48 horas iniciales de los síntomas puede reducir la duración de la enfermedad.

TERAPIA NUTRICIONAL

• Comidas livianas a base de huevos, tostadas, cereal caliente, gelatina, helados, sorbetes y pudines.
• Tres o cuatro tazas de té frío y helado al día.
• Un vaso diario de jugo de naranja.
• Evite comidas altas en grasa como frituras, pizza, y snacks salados.

HIDROTERAPIA

• Gárgaras salinas dos o tres veces al día para aliviar el dolor de garganta.

SUPLEMENTOS

• Ninguno indicado.

CAPÍTULO 10

Los Años de Estornudos: Resfriados y Gripe en la Infancia

El objetivo principal de *La Guía Médica para Gripe y Resfriados* es ofrecerles a los adultos información sobre la salud. Este capítulo no pretende ser una guía completa de enfermedades respiratorias infantiles, pero existen importantes diferencias entre los síntomas y tratamientos para niños y adultos, y quiero que los padres sean conscientes de esto. Los seis problemas médicos iniciales discutidos en este capítulo suelen presentarse tanto en niños como en adultos, y usted encontrará diferencias notables entre los dos grupos. Los tópicos que no se abordan en este capítulo son similares tanto para los padres como para sus hijos. Las últimas tres enfermedades respiratorias a las que me refiero en este capítulo son específicas para infantes y niños, y usted encontrará todos los aspectos de las enfermedades, desde el diagnóstico hasta su prevención.

LOS RESFRIADOS EN LA INFANCIA

Los mocos y los estornudos son parte tan integral de la infancia como montar en bicicleta o las fiestas de cumpleaños. Los resfriados son responsables por la pérdida de 20 millones de días escolares en los Estados Unidos. Mientras su hijo está en el vientre y cuando nace, recibe anticuerpos a través de la placenta, los cuales permanecen generalmente activos por tres a seis meses. Normalmente, los niños contraen su primer resfriado a los cuatro meses, cuando los anticuerpos de la mamá han desaparecido. Generalmente, los niños contraen entre seis y ocho resfriados al año, y cada resfriado dura entre 10 y 14 días, y si a usted le parece que su hijo siempre está resfriado o con mocos, no está muy equivocado. Mientras más niños haya en la familia, mayor será la incidencia de resfriados. Generalmente, los niños contraen más resfriados que las niñas, pero las mamás contraen más resfriados que los papás.

Síntomas del Resfriado en la Infancia

Los síntomas del resfriado tienden a ser más severos durante la infancia. En infantes menores de un año, los problemas gastrointestinales como diarrea y reflujo pueden acompañar a los mocos y estornudos. En niños menores de 12 años, los síntomas del resfriado pueden incluir dolor en la garganta, irritabilidad, dificultad para dormir, pérdida de apetito y glándulas inflamadas.

Transmisión de los Resfriados

El tiempo de incubación de un resfriado es de uno a cinco días después de la exposición al virus. Los niños pueden ser contagiosos uno o dos días antes desarrollar síntomas. Como ya han "compartido" su resfriado con sus compañeros de clase, no es necesario ni benéfico que permanezcan en casa hasta que desaparezcan los síntomas, ya que esto no detendrá la propagación de los resfriados y sus hijos podrían perder varios meses de escuela.

Complicaciones de los Resfriados en la Infancia

Los niños tienden a desarrollar diferentes complicaciones de los adultos. Hasta el 80 por ciento de los jóvenes con resfriado desarrollan algún grado de dolor en el oído. Las trompas de Eustaquio de los niños son estrechas y al mismo nivel de los oídos, lo que conduce al bloqueo y acumulación de secreciones. Las trompas de los adultos son considerablemente más anchas e inclinadas hacia abajo, lo que permite el drenaje. Los dolores de oído son tan comunes en los niños que profundizaremos en este tema en la página 217.

La bronquitis es mucho menos común en los niños, y la sinusitis generalmente se presenta solo en niños con alergias subyacentes. Un resfriado que dure más de 14 días y que esté acompañado por mocos gruesos y oscuros podría ser señal que se ha desarrollado una infección bacteriana en las cavidades del seno. En niños con asma, un resfriado puede producir un ataque de grandes proporciones. De hecho, se calcula que al menos el 50 por ciento de los episodios asmáticos en niños comienzan con un simple resfriado o gripe.

La neumonía puede desarrollarse en niños pequeños que tengan problemas subyacentes de salud. Los bebes prematuros y los niños con enfermedad cardiaca o defectos de nacimiento, tienen un mayor riesgo que el resfriado se transforme en una neumonía viral o bacteriana. Si un bebé o niño pequeño presenta una respiración rápida durante un resfriado, podría ser señal de neumonía y usted debería llamar a su pediatra de inmediato.

Aspectos del Tratamiento de los
Resfriados en la Infancia

Existen diferencias significativas en el cuidado de resfriados en niños y bebes comparado con los adultos. Algunas opciones de tratamiento deben descartarse, mientras que otras alternativas pueden ser benéficas. La aspirina nunca debería suministrarse a personas menores de 18 años debido a su relación con una complicación grave y potencialmente fatal conocida como el síndrome de Reye. Esta grave enfermedad produce inflamación del cerebro y daños severos en el hígado. Afecta principalmente a los niños pequeños después de influencias virales como la influenza y la varicela. Comienza con vómito, irritabilidad y confusión que progresan rápidamente hacia un coma.

El síndrome de Reye se identificó en Australia en 1963. La vigilancia Nacional de Reye se estableció en 1973 en los Estados Unidos, durante un estallido de influenza que ya estaba anunciado. En la década siguiente, los médicos reconocieron una relación entre el uso de aspirina para enfermedades virales y un mayor riesgo del síndrome de Reye. En 1980, se reportaron 555 casos en todo el país. En 1982, el jefe del servicio federal de sanidad advirtió a los padres de familia que previnieran el consumo aspirina en niños con varicela o enfermedades como la gripe. Entre 1985 y 1986, solo se detectaron menos de cien casos, y la incidencia del síndrome de Reye continuó disminuyendo a medida que más padres de familia reconocieron los peligros de la aspirina en este tipo de situaciones, tanto así que desde 1997, no se han reportado más de dos casos anuales.

Aunque el Reye no se ha relacionado con resfriados, generalmente es difícil distinguir entre dos enfermedades virales, especialmente en las fases tempranas. Para evitar posibles problemas, la mayoría de los pediatras les recomiendan a los padres de familia que no les suministren aspirina a sus hijos si se enferman. Utilice acetaminofeno o ibuprofeno recetado específica-

mente para niños para controlar la fiebre y los dolores corporales. Las dosis del medicamento para niños están basadas en la
edad y/o en el peso corporal. La dosis recomendada de acetaminofeno es de 10 mg/2,2 libras de peso corporal. Por ejemplo, un
infante que pese menos de 12 libras no debería ingerir más de
40 mg de acetaminofeno máximo cuatro veces al día. Un niño
en edad escolar que pese entre 36 y 47 libras puede tomar 230
mg hasta cuatro veces al día. Siga las instrucciones del fabricante que aparecen en el empaque del producto para suministrar la dosis adecuada y no exceda las recomendaciones.

Los niños menores de seis años no deben ingerir antihistamínicos, pues tienden a producir sueño y su uso se recomienda
en niños mayores antes de dormir. Los descongestionantes de
pseudoefedrina no se recomiendan para niños menores de seis
años, ya que pueden aumentar la presión sanguínea. Para aliviar
la congestión, puede extraer suavemente los mocos con un
bulbo nasal disponible en farmacias; también puede aplicar tres
gotas de un lavado nasal con sal en cada ventana de modo alternativo. Los antihistamínicos y los descongestionantes ofrecen
alivio a niños mayores de seis años.

El dextrometorfano y la codeína pueden reducir la respiración y no deben ser utilizados por niños menores de seis años
para el control de la tos. Los niños mayores pueden utilizarlos
para aliviar la tos, especialmente antes de dormir. Puede suministrarles a sus hijos multivitaminas en cápsulas o en jarabe diariamente, pero no les administre suplementos adicionales.

Muchas veces sentimos la tentación de suministrarles antibióticos a nuestros hijos a pesar de saber que no son efectivos
contra los virus, pues tienden a contraer muchos resfriados bastante prolongados. Los antibióticos solo deben utilizarse si hay
señales claras de una infección bacteriana como fiebre alta que
se desarrolle durante el resfriado y una tos cada vez más fuerte,
con mocos gruesos y oscuros. El uso innecesario de antibióticos
puede conducir al desarrollo de bacterias resistentes, y cuando

se vuelva a presentar una infección bacteriana, es muy probable que los antibióticos ya no sean efectivos.

Los niños tienen a perder apetito cuando están resfriados. Asegúrese que ingieran una cantidad adecuada de fluidos por medio de té, agua, jugos, gelatina, salsa de manzana y sorbetes. Observe las calorías que consumen; si cree que están consumiendo pocas calorías, puede ofrecerles galletas de sal o de dulce que no estén incluidas en su dieta alimenticia.

Los humidificadores de aire para el cuarto pueden ser útiles si su hijo está resfriado y si el aire es frío y seco. La humedad adicional en el ambiente contribuye a aliviar la congestión y a disminuir el riesgo de infecciones bacterianas. Asegúrese de cambiar el agua diariamente y de limpiar bien el aparato para evitar el desarrollo de moho, el cual podría rociar con aerosol alrededor de su casa. Para el uso adecuado, siga las instrucciones de la página 57.

LA SINUSITIS EN LA INFANCIA

El 80 por ciento de los adultos con resfriados desarrollan algún grado de sinusitis, pero esto ocurre mucho menos en los niños. De hecho, solo entre el 5 y el 10 por ciento de los niños con resfriados desarrollan problemas en las cavidades del seno. Desgraciadamente, cuando los senos paranasales de su hijo se afectan, esta condición puede ser difícil de diagnosticar y de tratar. La sinusitis puede presentarse de varias formas. Si un resfriado dura más de 14 días y menos de 30, es probable que se desarrolle una sinusitis aguda. Se sospecha que hay sinusitis crónica cuando la congestión, la inflamación y las molestias duran más de cuatro semanas. La sinusitis alérgica puede mejorar o empeorar, pero nunca desaparece. Esta clase de sinusitis es común en familias con historial de alergias o eczemas. Los niños que están en guarderías, que tienen varios hermanos y hermanas o parientes que fumen en el hogar, pueden tener una mayor probabilidad de desarrollan problemas en el seno.

Síntomas de la Sinusitis en la Infancia

En los niños, el problema no es tanto de la severidad de los síntomas del seno como la persistencia de estos. A diferencia de los adultos, no se presenta fiebre ni dolor. Los niños pueden presentar mal aliento, congestión durante el día y tos en la noche. La sinusitis puede ser difícil de diagnosticar en jóvenes. La transiluminación (el alumbramiento del anillo interno de la cuenca ocular será señal de un seno saludable, mientras que el seno congestionado se verá oscuro) y las tomografías, que son tan efectivas en los adultos, los son menos para detectar inflamación en los pasajes del seno de los jóvenes. El pediatra de su hijo determinará el estado de los senos de su hijo básicamente por medio de la observación.

Transmisión de la Sinusitis en la Infancia

Además de los resfriados y la gripe, la sinusitis aguda puede desarrollarse por causa de otras enfermedades infantiles como paperas y sarampión. Las alergias pueden producir sinusitis crónica con episodios ocasionales de recrudecimientos bacterianos agudos.

Aspectos del Tratamiento de la Sinusitis en la Infancia

El acetaminofeno y el ibuprofeno recetados específicamente para los niños pueden suministrarse para reducir las molestias o la fiebre producida por la sinusitis aguda. Si las alergias están ocasionando problemas en los senos, los esteroides nasales en spray como el Fluticasone pueden reducir la congestión y la inflamación. Los antihistamínicos alivian las vías respiratorias si

se presentan alergias. Los antihistamínicos recientes, que no se-
dan, son efectivos, aunque un poco más caros. Los antihistamínicos tradicionales, más antiguos y menos costosos, pueden
utilizarse efectivamente antes de dormir. Los descongestionantes pueden ser particularmente útiles, pues no solo despejan los
pasajes nasales, sino que también permiten que los esteroides
lleguen a las zonas afectadas y que tengan un mayor efecto.

Cuando es evidente que su hijo tiene una sinusitis bacteriana aguda, el tratamiento habitual consiste en el suministro de
antibióticos durante diez días. A los pacientes más jóvenes se
les prescribe amoxicilina. Si no se presenta mejoría a las 48 horas, se recomienda reemplazar por otra clase de antibióticos
como las cefalosporinas.

El mejor amigo para los problemas en los senos paranasales
es el agua en diferentes formas. Las compresas de hielo en la
zona ocular pueden aliviar el dolor y la sensación de congestión.
Las gotas salinas en la nariz aflojarán el moco duro y seco en
bebés y niños pequeños. Los niños más grandes pueden utilizar
jeringas nasales con un bulbo o nebulizador. Los niños que puedan bañarse solos verán que un ambiente húmedo y cálido les
ayudará a respirar con mayor facilidad. La sopa caliente y el té
también son benéficos para aliviar la congestión, así que asegúrese de darles líquidos.

La cirugía tradicional del seno no se recomienda para niños
menores de cinco años. Las nuevas modalidades de cirugía en-
doscópica remueven obstrucciones en el punto de convergencia
de los tres senos, que es donde hay fluido de mocos. El resultado será un drenaje mucho más efectivo y una cirugía menos
invasiva. Cualquier tipo de cirugía se reserva generalmente para
niños que no han respondido a ninguna otra opción médica.

LA BRONQUITIS EN LA INFANCIA

Aunque la bronquitis suele acompañar a los resfriados y a la gripe en los adultos, es mucho más inusual en niños. Los jóvenes que vivan en casas cuyos padres sean fumadores, aquellos que tengan alergias, tienen un mayor riesgo de desarrollar bronquitis después de una infección viral.

Síntomas de la Bronquitis en la Infancia

La bronquitis comienza en los niños con una tos seca que pronto se espesa con mocos. La fiebre suele estar ausente y el niño no se siente o no parece estar enfermo. Los síntomas desaparecen de 7 a 10 días.

Tratamiento de la Bronquitis en la Infancia

Generalmente la bronquitis se alivia sola. Si la tos es molesta, opte por una pastilla o jarabe para la tos. El té caliente con miel y limón ofrece una humedad reconfortante. En la mayoría de los casos, la bronquitis infantil es una irritación debida a una reacción antes que a una infección bacteriana secundaria, razón por la que generalmente no se necesitan antibióticos. Si la tos persiste, llame al pediatra de su niño para determinar la causa.

ESTREPTOCOCIA EN LA INFANCIA

Aunque la bronquitis y la sinusitis no suelen ser enfermedades infantiles, la estreptococia es bastante común. Cada año, más de siete millones de jóvenes son tratados por esta afección. Antes de la Segunda Guerra Mundial, los brotes de estreptococo se presentaban de forma aislada, pero desde los años 40, el estreptococo está presente durante todo el año; su mayor incidencia se presenta en invierno y comienzos de la primavera.

Síntomas del Estreptococia en la Infancia

La estreptococo aparece de manera súbita y dramática, con fiebre y dolor de garganta. Los dolores de cabeza, las náuseas, el vómito, y el dolor estomacal son frecuentes. Las amígdalas aumentan de tamaño, los ganglios del cuello se inflaman, y la lengua puede enrojecerse e hincharse. No obstante, si los síntomas incluyen tos o congestión en la nariz, probablemente se deba a un virus de la gripe o resfriado y no a la bacteria estreptocócica.

Complicaciones de Estreptococia en la Infancia

Hasta el 25 por ciento de los casos de estreptococia se niegan a reaccionar, incluso después de un tratamiento completo con antibióticos. El dolor, la fiebre y otros síntomas desaparecen, pero los cultivos de la garganta todavía son positivos para las bacterias. A esta condición se le llama *portador sano;* puede transmitir la infección a otras personas y aparecer de nuevo en su hijo. Aunque no aumenta el riesgo de fiebre reumática, el portador sano del estreptococo necesita un tratamiento rápido con antibióticos a la primera señal de nuevos síntomas. La condición de portador sano puede durar de 6 a 12 meses y requiere la vigilancia de padres de familia y médicos.

Las inquietudes acerca de la recurrencia del estreptococo se deben a la fiebre reumática, que actualmente es una complicación poco común de la infección causada por el estreptococo. Por razones que aún no entendemos del todo, las bacterias del estreptococo producen una fuerte inflamación en todo el cuerpo, causando inflamación y dolor en las articulaciones. Cuando la inflamación alcanza el corazón, puede causar laceraciones permanentes del miocardio, que es el revestimiento del corazón. Aunque la incidencia de fiebre reumática se ha reducido notablemente, su pediatra se asegurará que las infecciones que padezca su hijo causadas por el estreptococo se resuelvan total y satisfactoriamente.

Aspectos del Tratamiento del Estreptococo en la Infancia

La penicilina cuatro veces al día durante diez días, es todavía el mejor tratamiento que existe para la estreptococia. Desde hace algún tiempo se receta amoxicilina durante diez días. Puede ser difícil convencer a un niño mayor de cinco años para que tome antibióticos en emulsión o en cápsulas, y cuando se trata de un bebé o niño menor obstinado, puede ser imposible. Para asegurar un tratamiento adecuado, su pediatra podría optar por una inyección de penicilina de una sola dosis. Si su hijo es alérgico a la penicilina, la eritromicina en emulsión o pastillas, dos o tres veces diarias durante diez días, pueden controlar la infección del estreptococo.

Hasta los años setenta, las amígdalas y las adenoides se extraían habitualmente si el niño tenía episodios severos de estreptococia. En los años 80, los médicos advirtieron que los riesgos de la cirugía superaban a la reducción en el número de infecciones. La extracción de las amígdalas solo se practica actualmente cuando estos órganos se inflaman tanto que interfieren con el proceso de tragar. Las adenoides solo se extraen cuando la obstrucción es tan severa que dificulta la respiración o cuando las infecciones crónicas del oído no responden al tratamiento médico.

LA NEUMONÍA EN LA INFANCIA

La neumonía se considera generalmente como una enfermedad para personas mayores, pero puede afectar a niños de todas las edades. En niños menores de cuatro meses, la neumonía generalmente requiere hospitalización para su tratamiento. Los tres tipos básicos de neumonía (viral, bacteriana y por micoplasmas), tienden a afectar a niños de varias edades.

Neumonía Viral

Los virus son la causa más común de neumonía en niños entre cuatro meses y cuatro años. Aparece súbitamente con estridor, dificultad respiratoria y congestión nasal. En niños pequeños, suelen presentarse problemas gastrointestinales como diarrea y náuseas. Los médicos observarán en las radiografías que los pulmones están congestionados. Casi siempre, la neumonía viral está asociada con la influenza. Los adenovirus y el virus de la parainfluenza, que pueden causar resfriados en adultos, también pueden producir neumonía en niños. Alrededor del 25 por ciento de la neumonía viral en niños menores de dos años se debe al virus sincitial respiratorio, también conocido como VSR.

La neumonía viral en infantes siempre es delicada y generalmente requiere hospitalización. La respiración se monitorea cuidadosamente y a menudo se requiere de un soporte de oxígeno. El objetivo del tratamiento es ofrecer apoyo hasta que el cuerpo pueda superar la infección viral. Si a los médicos les preocupa que una infección bacteriana pueda estar desarrollándose en los pulmones congestionados, podrían recetar antibióticos. La mejor forma de prevenir la neumonía viral es asegurarse que su hijo reciba la vacuna anual contra la influenza. Aunque otros virus pueden causar neumonía en los niños, los más serios y comunes son los virus de la influenza. La vacunación puede reducir significativamente el riesgo que tenga su hijo de desarrollar neumonía viral. Los actuales parámetros de los CDC recomiendan que todos los bebés entre 6 y 23 meses reciban la vacuna contra la gripe. Estos centros también recomiendan la inyección para todas las personas que tengan más de seis meses de edad y que "quieran reducir las probabilidades de contraer gripe."

Neumonía Bacteriana

Se calcula que el 10 por ciento de todas las neumonías en los niños son causadas por bacterias. Los recién nacidos y los niños con problemas subyacentes de salud como asma o fibrosis quística presentan un mayor riesgo de contraer neumonía bacteriana. Los bebés que tienen menos de un mes generalmente tienen que ser hospitalizados. La causa más probable es el *streptococcus pneumoniae,* un organismo de la misma familia de las bacterias que causa la estreptococia. El *haemophilus influenza* es otra bacteria, y aunque menos común, también es sospechosa.

La neumonía bacteriana comienza a menudo con síntomas semejantes a los del resfriado como fiebre, tos, dolor de oído y congestión. Al cabo de un día, aumenta el ritmo de respiración, la piel puede presentar un tono azuloso, y los niños pueden sentir dolor en el pecho. Los bebés y los niños pequeños parecen respirar forzosamente, con aleteo nasal y resoplidos.

La neumonía bacteriana puede durar de una semana a diez días, pero el niño puede sentirse cansado y es probable que no se sienta en condiciones de ir a la escuela durante varias semanas. La función pulmonar puede debilitarse durante varios meses, en cuyo caso los niños sentirán cansancio con mayor facilidad.

Hasta hace poco, la vacuna contra la neumonía utilizada para los adultos no surtía mucho efecto en los niños, pero actualmente, las vacunas "conjugadas" que utilizan bacterias muertas son extremadamente eficaces incluso para los niños menores de dos años. Ofrecen inmunidad contra las siete cepas más comunes de neumococo, el cual causa una infección grave en los niños. Los infantes reciben cuatro dosis: la primera a los dos meses, la segunda a los cuatro meses, la tercera a los seis y la cuarta entre los 12 y 15 meses. Los niños que reciban esta serie vacunas más adelante no necesitarán las cuatro dosis. Los niños mayores de cinco años no suelen necesitar la vacuna conjugada. Los niños mayores que tienen problemas subyacentes de salud podrían recibir los dos tipos de vacuna; es decir, la infantil y la vacuna para adultos. Los efectos colaterales de la vacuna neumocócica se reducen generalmente a fiebre o a un poco de enrojecimiento en el sitio de la inyección. Si el niño tiene una reacción severa a una de las vacunas de la serie, deberían suspenderse las otras dosis. La inyección también se debe suspender si el niño tiene una enfermedad moderada o severa en la época en que se ha programado la inyección.

La elección de antibióticos para tratar la neumonía bacteriana depende de la edad del niño y de la bacteria que cause la enfermedad. Los infantes entre tres semanas y tres meses de edad responden bien a la eritromicina, mientras que para aquellos entre los cuatro meses y los cuatro años, la amoxicilina es el antibiótico más adecuado. La eritromicina parece ser el antibiótico más indicado para edades entre 5 y 15 años.

Neumonía por Micoplasmas

Los micoplasmas son un tipo de bacterias más grandes que los virus, pero mucho más pequeños que la mayoría de los organismos bacterianos. Aunque poco conocidos, realmente son la primera causa de neumonía en niños entre los 5 y los 15 años. Adicionalmente, es la única clase de neumonía verdaderamente contagiosa y que puede propagarse de persona a persona de una manera lenta, así que puede transmitirse en una familia o escuela durante varios meses. Es frecuente en comunidades donde los niños viven reunidos, como por ejemplo en dormitorios, campamentos e instituciones.

La neumonía por micoplasmas aparece inicialmente como un resfriado cualquiera, con síntomas de fiebre, dolor de garganta y tos. Los síntomas son leves, pero cuando el médico ausculta el pecho de un niño, escuchará estertores y ronquidos, sonidos pectorales que son mucho más severos que los que se esperan de síntomas respiratorios leves. Si se trata adecuadamente, la neumonía por micoplasmas durará alrededor de 14 días, pero el tratamiento se aplaza en muchas ocasiones, ya que los padres de familia y los médicos desconocen que este problema está presente. Un niño puede sentir cansancio y tos varias semanas antes que se le haga un diagnóstico adecuado. Las precauciones básicas de higiene pueden limitar su propagación en una comunidad. Lavarse las manos y cubrirse la nariz y la boca cuando se estornuda y se tose, parece reducir la transmisión de la infección.

Los antibióticos macrólidos como la eritromicina han demostrado ser efectivos contra la neumonía por micoplasmas. El tratamiento indicado consiste generalmente en el suministro de eritromicina durante siete a diez días. Es interesante señalar que los micoplasmas son resistentes a la penicilina y a las cefalosporinas, ya que estos organismos no tienen las paredes celulares que son susceptibles a estos antibióticos. De hecho, la primera señal que un médico está enfrentado a una infección de neumonía por micoplasmas suele presentarse cuando la infección respiratoria no responde a la penicilina o a la cefalosporina. La tetraciclina es otro antibiótico que puede prescribirse para niños de ocho o más años de edad.

INFLUENZA

La influenza se ensaña con los niños. Mientras que solo alrededor del 20 por ciento de los adultos presentan síntomas durante un brote de gripe, casi la mitad de los niños son víctimas de la influenza durante la temporada de gripe. En los niños menores de seis meses, los síntomas pueden ser particularmente severos y la tasa de mortalidad puede ser igual a la de personas ancianas con problemas subyacentes de salud. Además de los síntomas tradicionales de la gripe como tos, fiebre y dolores corporales, los niños pueden presentar conjuntivitis y síntomas gastrointestinales como náusea, vómito o dolores estomacales. Las infecciones de oído también son comunes y se presentan alrededor del 50 por ciento de las veces en niños con gripe. Las tasas de hospitalización para niños menores de dos años son 12 veces más altas que las de niños mayores. Nunca debe administrarse aspirina en niños con congestión y fiebre, debido al riesgo del síndrome de Reye (ver pág. 201). Como la fiebre alta puede producir ataques en los niños, es importante controlar este síntoma con acetaminofeno o ibuprofeno.

La dosis de estos agentes antiinflamatorios está basada en la edad y el peso corporal. Lea cuidadosamente la etiqueta del producto para determinar la cantidad y frecuencia con que se le debe administrar a su hijo y nunca exceda la dosis recomendada. Anote en una libreta la hora y cantidad en fueron suministrados los medicamentos, pues le servirá para futuros tratamientos que pueda recetar el pediatra a su hijo.

A los niños con problemas subyacentes de salud como asma, fibrosis sísmica, o anemia de células talisformes, los médicos podrían recomendarles agentes antivirales como Tamiflu, los cuales deben suministrarse en las primeras 48 horas de la infección de influenza. En familias con un gran número de niños o que tengan a su cuidado a un pariente anciano, los agentes antivirales también ayudarán a controlar la transmisión del virus y limitarán por tanto la propagación de la influenza.

Existe una gran variedad de opciones de vacunas anuales contra la gripe para todos los grupos de edad, a fin de prevenir esta infección. Algunos padres han expresado su preocupación por el thimerosal, un preservativo utilizado en vacunas, y su posible relación con el desarrollo de autismo. Aunque la mayoría de los estudios no muestran una relación, si tiene reservas sobre esta sustancia, ensaye el Fluvirin, una nueva vacuna contra la gripe preparada con un preservativo alternativo.

Los niños saludables pueden elegir entre dos grupos principales de vacunas: las inyectables y las inhaladas. Las vacunas inyectables son fabricadas de virus conjugados o muertos. Al igual que la vacuna para adultos, contiene tres cepas; sin embargo, se prepara de un producto dividido que produce un número menor de reacciones que las que produciría la vacuna para adultos en los niños. La dosis depende de la edad, y los niños de seis meses a ocho años deben recibir menores cantidades en una o dos dosis. Los niños entre 9 y 12 años reciben una sola dosis. La FluMist, una vacuna inhalada, ofrece una vacunación segura, efectiva y sin agujas en niños saludables entre los 5 y los 18 años. Este tipo de vacuna utiliza un virus inactivado que no se recomienda para niños con problemas subyacentes de salud. Los niños menores de 9 años reciben dos dosis con una diferencia de entre 6 y 10 semanas. Esta vacuna puede suministrarse el mismo día de la vacunación contra el sarampión, papera, rubéola, o varicela. Si no se aplica el mismo día, la vacuna contra la gripe debe administrarse al menos cuatro semanas después. Es interesante notar que las vacunas contra la gripe también parecen reducir la incidencia de infecciones en el oído. Alrededor del dos por ciento de los niños menores de 12 años presentan fiebre después de la vacunación.

Hay dos niveles de recomendaciones para las vacunas contra la gripe. Las indicaciones absolutas significan que la vacuna debe ser habitual en cualquier programa para un bebé saludable. Adicionalmente, los parámetros de recomendaciones significan que la vacuna puede ser una opción a discreción de los padres y del pediatra. Los parámetros actuales recomiendan que todos los infantes entre los seis y los 23 meses reciban la vacuna, la cual se recomienda también para niños mayores de dos años con el fin de evitar a la gripe. Los menores de nueve años que reciban por primera vez la vacuna contra la gripe deberían recibir las dos dosis divididas en un intervalo de un mes. La vacuna inhalada, que tiene virus vivos e inactivos, los niños entre 5 y 8 años deberían recibir dos dosis con un intervalo de seis a

10 semanas. Yo recomiendo vacunas contra la gripe para niños de todas las edades para garantizar la protección de su niño y su familia.

Los antibióticos solo deben utilizarse si el pediatra de su hijo sabe o tiene una fuerte sospecha que existe una súper infección bacteriana como bronquitis o neumonía. Los antibióticos no previenen infecciones virales y su uso innecesario solo incrementará las posibilidades de resistencia, lo que significa que no sean efectivos cuando realmente necesiten serlo para combatir una infección.

BRONQUIOLITIS

Además de las seis infecciones respiratorias habituales que afectan a adultos y niños, estos padecen tres infecciones exclusivas para este sector de la población: bronquiolitis, crup y otitis media, también conocida como dolor de oído. La bronquiolitis es la enfermedad respiratoria más común, delicada y aguda en infantes y niños pequeños, y se presenta en epidemias con claros patrones estacionarios. En climas templados como el de Estados Unidos comienza en invierno y termina a principios de la primavera. En los climas tropicales, la bronquiolitis aparece en la temporada de lluvias. Se propaga por contacto de manera tan frecuente y efectiva que nuestra mejor defensa es lavarnos las manos.

La bronquiolitis comienza con los síntomas típicos del resfriado. El estridor aparece después de uno o dos días y su hijo se sentirá y parecerá bastante enfermo. La respiración es superficial y rápida, y las radiografías mostrarán pulmones con ligeros infiltrados. La mayoría de los niños comienzan a sentir mejoría al cabo de tres o cuatro días, y una recuperación gradual en una a dos semanas. Un ataque severo de bronquiolitis durante la infancia parece aumentar significativamente el riesgo de contraer asma.

Causas de la Bronquiolitis

La bronquiolitis es causada por el virus respiratorio sincitial (VSR) hasta en un 75 por ciento de los casos. En términos biológicos, el VSR está relacionado con el neumovirus. El 50 por ciento de todos los niños que tengan un año de edad habrán tenido algún tipo de infección VSR. A los tres años, el porcentaje es del ciento por ciento. Desgraciadamente, los infectados con VSR no desarrollan inmunidad a una futura enfermedad del VSR. En la mayoría de los casos, esta afección será leve y se considerará como un típico resfriado. Sin embargo, el VSR no siempre es un enemigo invisible. Cada año, 80,000 niños son hospitalizados con infecciones VSR severas como bronquiolitis, que es más común en niños con problemas subyacentes de salud como fibrosis quística, enfermedad cardiaca, asma o nacimiento prematuro. Otros factores que aumentan la probabilidad de desarrollar bronquiolitis severa son un historial de alergia en la familia, madres muy jóvenes, contaminación, y un número considerable de hermanos y hermanas.

Aspectos del Tratamiento de la Bronquiolitis

Existen varias opciones acerca de mejor cuidado de la bronquiolitis. Algunos estudios señalan que los corticoesteroides inhalados pueden reducir la inflamación de las vías respiratorias causadas por los virus. Sin embargo, otros estudios no muestran los mismos beneficios.

El ribarvirin es un agente antiviral que ha demostrado reducir la replicación viral. Aunque las pruebas clínicas no han demostrado un éxito amplio, el ribavirin se les suministra generalmente a niños con bronquiolitis que también sufren otros problemas subyacentes de salud.

Los broncodilatadores utilizados para el cuidado del asma han demostrado mantener abiertas las vías respiratorias durante los episodios de bronquiolitis. Generalmente se combinan con corticoesteroides y los beneficios serán mayores que si se utiliza sola.

Prevención de la Bronquiolitis

Los intentos para fabricar una vacuna comercial VSR no han sido exitosos. Una vacuna de este tipo fue utilizada en los años sesenta y produjo un aumento en la severidad de los síntomas de la bronquiolitis. Actualmente, los pediatras pueden ofrecerles una serie de inyecciones de anticuerpos mensuales a los infantes con alto riesgo de sufrir infecciones VSR. Estas inyecciones han demostrado ser efectivas para bebes prematuros y niños menores de dos años con enfermedad pulmonar crónica. El tratamiento es costoso y no es seguro para niños con enfermedad cardiaca congénita, pero en situaciones adecuadas, el tratamiento puede salvar la vida.

OTITIS MEDIA (DOLOR DE OÍDO)

La otitis media es una infección causada por la acumulación de fluido detrás del tímpano en el oído medio. Es el diagnóstico más frecuente para niños menores de 15 años. La mayor incidencia se presenta entre los seis y los 24 meses. Cuando cumplan tres años, dos terceras partes de los niños habrán sufrido al menos un episodio.

Síntomas de la Otitis Media

Comienza con fiebre y dolor. Los niños se vuelven irritables, sufren congestión y pérdida del apetito. El pediatra de su hijo podrá ver que la membrana timpánica del oído está hinchada e inflamada. El fluido permanece en el oído mucho tiempo después de que haya desaparecido la infección activa. De hecho, el

70 por ciento de los niños tienen fluido en el oído dos semanas después que todos los otros síntomas ya han desaparecido.

Causas de la Otitis Media

La otitis media casi siempre es parte de una infección respiratoria. Puede presentarse como parte de un resfriado o gripe rutinarios. Algunas veces puede ser causado por el *streptocccus pneumoniae* en niños que no han recibido la vacuna contra la neumonía. Ocasionalmente, puede provenir de una infección *H. influenza.* Aunque la cepa más común de esta bacteria es controlada con una vacuna, el tipo de *H. influenza* que produce dolor de oído no está cubierto por la vacuna. Los niños que estén en guarderías, que beban el biberón acostados, o que estén expuestos al humo del cigarrillo en su casa tendrán un mayor riesgo de desarrollar otitis media.

Transmisión de la Otitis Media

Los organismos que causan esta infección común son aéreos y se transmiten por contacto. En circunstancias normales, el oído medio se drena por medio de un tubo estrecho corto (llamado trompa de Eustaquio), localizado en los pasajes nasales. Durante un resfriado o gripe, la mayor congestión hace que se bloquee el drenaje. Este fluido acumulado se infecta con bacterias. Los niños son más vulnerables porque su trompa de Eustaquio está al mismo nivel de los pasajes nasales. A medida que nos hacemos mayores y nuestra cara se ensancha, las trompas de Eustaquio se inclinan hacia abajo y permiten un mayor drenaje.

Diagnóstico de la Otitis Media

El diagnóstico se hace tras mirar el interior del oído con un *otoscopio,* un instrumento con una luz potente que le permite al médico ver el tímpano. Normalmente, la membrana del tímpano es plana y rosada. Si hay infección del oído, la membrana se inflama hacia afuera, y presenta un color amarillo o rojo.

Complicaciones de la Otitis Media

Puede presentarse algún grado de pérdida temporal en la audición durante varios meses después de una infección de oído. En niños con episodios repetidos de otitis media, la pérdida de la audición puede ser permanente. Los estudios señalan que estos niños pueden presentar demoras en el desarrollo del lenguaje y puntajes más bajos en pruebas de habla y razonamiento.

Prevención de la Otitis Media

Aunque es imposible evitar todas las infecciones respiratorias, sí pueden tomarse medidas para disminuir el riesgo de desarrollar otitis media. La vacuna anual contra la gripe prevendrá infecciones del oído asociadas con la influenza. Haga que su bebé tome el biberón en una posición ligeramente hacia arriba. Los hogares donde no hay fumadores han mostrado una menor incidencia de otitis media en niños de todas las edades.

La vacuna contra la neumonía ha reducido la incidencia de infecciones en el oído. Para niños con un historial de infecciones de oído frecuentes, algunos médicos recomiendan un tratamiento de antibióticos de seis semanas durante el apogeo de la temporada del resfriado y de gripe, pero esto ha generado controversias.

Aspectos del Tratamiento de la Otitis Media

El acetaminofeno o ibuprofeno recetado para niños puede suministrarse para disminuir el dolor y la fiebre. Los antihistamínicos han demostrado ser efectivos cuando las alergias pueden aumentar la acumulación de fluido. Generalmente se prescriben descongestionantes, pero su eficacia ha sido puesta en duda.

Los antibióticos se prescriben generalmente por diez días para eliminar por completo la otitis media. La amoxicilina es el antibiótico más recetado, seguido de cerca por el Ceftin. Si el dolor y la fiebre no han desaparecido en dos días, llame a su médico para discutir la opción de otro antibiótico. Es probable que este medicamento no sea efectivo contra el tipo de bacteria que esté causando la infección, o que la bacteria haya desarrollado resistencia a los antibióticos. Recientemente, ha habido una tendencia a limitar el uso de antibióticos a infecciones severas del oído.

CRUP

El crup es una obstrucción de las vías respiratorias superiores en niños jóvenes. Afecta principalmente a niños entre los seis meses y los tres años y parece atacar más a los niños que a las niñas. Las epidemias de crup comienzan en otoño y alcanzan su apogeo a comienzos de invierno. Los niños que tienen episodios de crup presentan un mayor riesgo de desarrollar asma.

Síntomas del Crup

Uno o dos días después del comienzo de un resfriado o gripe, el crup aparece súbita e inesperadamente. Su hijo tiene una tos ronca y dificultad para respirar. Otros síntomas incluyen laringitis, llanto ronco, estridor al inhalar. Los episodios suelen comenzar después de que el niño lleve varias horas dormido. Los síntomas son leves en el 90 por ciento de los casos y pueden cuidarse en casa. Quienes tengan un crup moderado o severo podrían terminar en la sala de emergencias.

Causas del Crup

Tanto los virus como las bacterias pueden desencadenar el crup. El virus anual de la influenza es una causa común de esta enfermedad. Adicionalmente, la parainfluenza y los adenovirus se cuentan entre las principales productores de crup.

Hasta 1985, el *haemophilus influenza,* una bacteria común, era la única causa del crup. Conocida como Hib, atacaba a uno de cada 200 niños menores de cinco años. Ocho mil niños morían anualmente de un bronco espasmo inducido por el Hib. Afortunadamente, el crup inducido por el Hib ha desaparecido prácticamente de los países occidentales gracias a la introducción de una vacuna segura y efectiva.

Actualmente, las vacunas contra el Hib son elaboradas por diferentes fabricantes. Los niños reciben de tres a cuatro dosis dependiendo de la marca de la vacuna. Todos los niños deberían recibir la vacuna entre los 2 y los 4 meses de edad y un refuerzo entre los 12 y los 15 meses. También puede combinarse con una inyección del DPT o con la vacuna contra la hepatitis B. Si su hijo es mayor de cinco años, no necesita inmunizarlo contra el Hib.

Tratamiento del Crup

La terapia más antigua para el crup es el vapor. En el siglo pasado, los padres hacían que los niños se inclinaran sobre una tetera hirviendo. Abra la llave caliente de la ducha para que el baño se llene de vapor. *No bañe a su niño,* pues se quemaría. Sosténgalo en sus brazos y deje que el inhale el vapor. Su hijo debería sentir alivio en diez minutos. Si al cabo de 20 minutos no está respirando con facilidad, llame a su médico o vaya de inmediato al departamento de emergencias más cercano.

Cuando llegue a emergencias, es muy probable que se sorprenda al ver que su pequeño ya está respirando bien. Paradójicamente, el aire frío y seco también ha demostrado aliviar el crup. Los médicos creen que el aire frío contrae los vasos sanguíneos inflamados, reduciendo así la obstrucción de las vías respiratorias.

Si su hijo sigue teniendo problemas para respirar, los médicos podrían utilizar una combinación de epinefrina inhalada y corticoesteroides. Es probable que su hijo tenga que permanecer varias horas en el departamento de emergencias para observar nuevos signos de un espasmo en las vías respiratorias, pues el alivio solo puede ser temporal. Generalmente el crup dura tres o cuatro días, lapso en el que su hijo se sentirá mejor durante el día, pero los síntomas pueden manifestarse en la noche. No se prescriben antibióticos si la causa es viral, pero pueden suministrarse si los médicos sospechan que se ha desarrollado un infección bacteriana.

Prevención del Crup

Existen tres vacunas que han reducido significativamente la incidencia de crup en los niños. La vacuna anual contra la gripe, sumada a las vacunas contra la neumonía y el Hib, ha modificado la severidad e incidencia de las infecciones respiratorias en la población infantil. Personalmente creo que es uno de los mayores progresos en el campo de la salud durante los últimos 25 años y que debería ser parte del cuidado médico adecuado para todos los niños.

CAPÍTULO 11

Necesidades Individuales, Soluciones Individuales

UNA SOLA TALLA NO LES SIRVE A TODOS

Las situaciones de salud como el embarazo cambian la dinámica de gripes y resfriados de formas diferentes. Algunos problemas como la diabetes pueden aumentar la susceptibilidad de contraer una infección respiratoria. Otras situaciones requieren cambios en la forma en que abordamos los síntomas. Por ejemplo, muchas personas con asma tienen alergia a la aspirina y deberían consumir acetaminofeno para aliviar la fiebre y los dolores corporales.

Este capítulo analiza tres tópicos: (1) de qué manera una condición médica subyacente afecta el desarrollo de una gripe o resfriado; (2) de qué manera una infección respiratoria afecta el problema subyacente de salud; y (3) que cambios se necesitan en el plan de tratamiento habitual. Este capítulo examinará las seis situaciones más comunes: asma, diabetes, hipertensión, EPOC, embarazo y problemas de salud de personas mayores. Cada sección comienza con una breve descripción de la enfer-

CUANDO LA PREVENCIÓN VA DEMASIADO LEJOS

En el otoño de 2004, la escasez de vacunas contra la gripe generó una serie de recomendaciones sobre la importancia de tomar medidas preventivas. Se sugirió lavarse las manos diez veces el día durante un mínimo de 20 segundos, usar guantes cuando se estuviera con otras personas y ponerse una máscara facial fuera de casa. En cierta medida, esos consejos traspasaron la línea de los parámetros generalmente aceptados para convertirse en un comportamiento compulsivo y obsesivo.

Quiero que sepa cómo disminuir su exposición a los organismos causantes de enfermedades, pero no al precio de alterar su calidad de vida. Tome medidas preventivas con moderación. Si trabaja con alguien que definitivamente está resfriado, no utilice su bolígrafo, no le dé la mano ni utilice su teléfono. Por otra parte, no tema estar con sus amigos y familiares. Vaya al cine, a restaurantes y fiestas. Disfrute su vida sin sentir el temor que los gérmenes acechan por todas partes. Y si contrae una gripe o resfriado... pues bien, para eso es este libro.

medad o problema de salud y una discusión sobre su impacto en la gripe y resfriados, y finaliza con una descripción de los componentes del tratamiento habitual y cómo y porqué se deberían hacer ciertos ajustes.

ASMA

El asma es un desorden inflamatorio crónico de las vías respiratorias, causado por nuestra reacción a los alérgenos irritantes. Cuando nuestras vías respiratorias entran en contacto con estos agentes, responden con una multitud de cambios que conducen al estrechamiento de las vías respiratorias, a la inflamación de los tejidos bronquiales, y a la producción de moco espeso. El resultado es una presión en el pecho, tos, y dificultad para respirar.

Existe una gran variedad de medicamentos que pueden despejar las vías respiratorias, reducir la inflamación, y prevenir los ataques de asma. Sin embargo, las vías respiratorias asmáticas, que ya están inflamadas, son especialmente vulnerables a los efectos de una infección respiratoria. Si usted tiene asma, no existe eso de "un pequeño resfriado." Las vías respiratorias de los asmáticos son más susceptibles a los virus del medio ambiente.

Las infecciones no solo son más frecuentes, sino que las complicaciones como la bronquitis y la neumonía suelen ser más comunes. Incluso una simple infección respiratoria tiende ser más severa y duradera y podría provocar un episodio asmático agudo. Una combinación de resfriados prolongados y de ataques de asma pueden causar con el tiempo una obstrucción permanente de las vías respiratorias que no puede curarse con medicamentos.

Para prevenir estos problemas, es necesario prestar atención a los resfriados y a otras infecciones respiratorias cuando sienta los primeros mocos. Siempre les recomiendo mis pacientes que me llamen cuando comiencen a sentir los primeros síntomas de un resfriado para que podamos observar señales que el asma esté empeorando, en cuyo caso se necesitarían otros medicamentos para las vías respiratorias.

Aspectos del Tratamiento del Asma y de Infecciones Respiratorias

MEDICAMENTOS ANTIINFLAMATORIOS. Las personas con asma deben evitar la aspirina. Alrededor del 10 por ciento de los asmáticos son alérgicos a la aspirina, y una sola dosis puede producir estridor. En algunos casos, una persona

asmática puede ser alérgica a todos los tipos de medicamentos clasificados como antiinflamatorios no esteroides
(NSAIDS), incluyendo el ibuprofeno y el Anaprox. Para
reducir las molestias de la gripe y resfriados en personas
con asma, recomiendo el uso de acetaminofeno (Tylenol).

ANTIHISTAMÍNICOS. Son efectivas en la disminución de la
producción de las histaminas productoras de mocos, ya
que el asma es causada a menudo por alergias. Los antihistamínicos son particularmente efectivos en los niños, en
quienes el 90 por ciento de los casos de asma se deben a
alergias.

DESCONGESTIONANTES. Varios medicamentos utilizados
para mantener las vías respiratorias abiertas y despejadas
tienden a aumentar el ritmo cardíaco y la presión sanguínea. Como algunos descongestionantes también pueden
tener este efecto, sería recomendable limitar su uso.

VACUNAS. Los asmáticos están incluidos en la categoría
de alto riesgo de influenza y están en el primer grupo de
personas que deberían recibir la vacuna contra la gripe.
Varios estudios confirman que la vacuna contra la influenza es segura y efectiva si usted tiene asma. La inmunización contra la neumonía también es igualmente útil.

ANTIVIRALES. El Tamiflu puede ser extremadamente útil
en asmáticos que tengan gripe. Recuerde que la vacuna
contra la gripe tiene entre el 70 y el 80 por ciento de efectividad, así que es probable que se desarrolle la gripe a pesar de la infección. Es posible que usted haya recibido la
inyección demasiado tarde para desarrollar anticuerpos
antes de la exposición, o que usted haya contraído al azar
un virus de la gripe que no estuviera incluido en la vacuna.
Es importante tener en cuenta que el otro medicamento
antiviral (Relenza) causa estridor y dificultad respiratoria
en asmáticos, y por lo tanto debería evitarse.

CONTROL DE LA TOS. El asma causa con frecuencia tos severa, y una infección adicional puede hacer que una situación mala empeore aún más. Para ofrecer alivio, yo suelo prescribir broncodilatadores adicionales y supresores de la tos que contengan dextrometorfano o codeína. Ocasionalmente, es necesario utilizar un corticoesteroide en spray durante varias semanas para romper el ciclo de asma y tos.

SUPLEMENTOS. Los asmáticos pueden utilizar pastillas de zinc y vitamina C (hasta 500 mg al día) para tratar los síntomas del resfriado. No recomiendo el uso de ningún medicamento a base de hierbas, (incluida la equinácea), a ninguna persona. Estas plantas pueden contener polen y otros alérgenos, y producir síntomas de asma.

ANTIBIÓTICOS. Las vías respiratorias de los asmáticos, que ya están inflamadas y lesionadas, aumentan la susceptibilidad a infecciones bacterianas secundarias. Por lo tanto, yo tiendo a recetarles antibióticos a mis pacientes asmáticos más temprano que tarde. Aunque los antibióticos no tienen impacto en los virus que causan la gripe y los resfriados, la sinusitis y bronquitis bacteriana puede desarrollarse rápidamente en vías respiratorias con inflamación crónica.

NUTRICIÓN. Amplios estudios epidemiológicos han señalado que las personas cuyas dietas son ricas en frutas y vegetales tienen niveles más bajos de asma. Se ha sugerido que los altos niveles de antioxidantes que contienen estos alimentos reducen los radicales libres, que aumentan en los pulmones de personas con asma. Si no le atraen las ensaladas abundantes y el brócoli salteado, de todos modos puede tomar varias clases de sopas que contengan varios vegetales. El té caliente con limón, el jugo de naranja frío, y la limonada le suministrarán fluidos y mucha vitamina C, conocida por combatir a los radicales libres.

HIDROTERAPIA. Los baños calientes en la mañana ofrecerán una humedad esencial a las vías respiratorias sensibles de los asmáticos, quienes pueden deshidratarse con facilidad durante una infección respiratoria.

DIABETES

La diabetes es un desorden crónico en el que el cuerpo no puede metabolizar adecuadamente el azúcar. Normalmente, el páncreas produce una hormona llamada insulina, la cual ayuda a las células a utilizar el azúcar como fuente de energía y para su crecimiento. Si el cuerpo no es capaz de producir suficiente insulina o si es incapaz de utilizar la insulina existente, los niveles de azúcar en la sangre aumentan significativa y peligrosamente en el cuerpo. En poco tiempo, los altos niveles de azúcar en la sangre pueden producir coma diabético fatal. Con el tiempo, incluso los niveles de azúcar en la sangre ligeramente elevados destruyen vasos sanguíneos en órganos vitales. Los niveles anormales de azúcar en la sangre pueden romper vasos sanguíneos en los ojos y producir ceguera irreversible. La diabetes endurece los capilares de los riñones y produce insuficiencia renal. Los daños causados en los vasos sanguíneos del corazón aumentan las probabilidades de infartos y paros cardíacos. Afortunadamente, varios estudios han mostrado que podemos reducir hasta en un 70 por ciento el nivel de estas complicaciones devastadoras si mantenemos el azúcar en la sangre en niveles normales.

Cuando tratamos la diabetes, nuestro objetivo es utilizar la dieta, el ejercicio, y los medicamentos para ayudarles a los pacientes a mantener su azúcar en la sangre en niveles saludables. La gripe y los resfriados pueden alterar el control de la diabetes de dos formas diferentes. Los altos niveles de azúcar en la sangre tienen un efecto devastador en nuestro sistema inmunológico. De hecho, uno de los principales síntomas de la diabetes no diagnosticada son los episodios repetidos de infecciones tales como las urinarias y respiratorias. Esta disminución en la inmunidad también aumenta el riesgo de complicaciones como bronquitis y neumonía.

Como si esto fuera poco, las infecciones respiratorias tienden a aumentar los niveles de azúcar en la sangre. Este incremento no solo afecta el control efectivo del azúcar en la diabetes, sino que debilita la capacidad para enfrentar una infección. A fin de evitar esta peligrosa espiral, usted y su médico necesitan tratar agresivamente las infecciones respiratorias y monitorear de cerca los niveles de azúcar en la sangre. Usted tendrá que medir su azúcar en la sangre con mayor frecuencia, y deberá discutir opciones de tratamiento con su médico si los niveles son más altos de lo normal. Si usted está tomando medicamentos por vía oral, podría necesitar un aumento en la dosis o agregar una nueva categoría de medicamentos para controlar los niveles de azúcar en la sangre durante la enfermedad. Si usted ingiere insulina, su médico podría aumentar las unidades o sustituir por una modalidad de efecto duradero que ofrezca un mejor cubrimiento. Si se siente demasiado enfermo para comer, tome bebidas no dietéticas para recibir calorías y fluidos.

ALERTA DE SALUD PARA DIABÉTICOS

Si usted está tomando metmorfina (Glucophage) y tiene más de 102 grados de fiebre, vómito, o presenta dificultad para respirar, deje de tomar este medicamento de inmediato y llame a su médico. En enfermedad aguda, la metmorfina puede conducir a un problema conocido como acidosis láctica, que puede poner su vida en riesgo.

Aspectos del Tratamiento de Diabetes e Infecciones Respiratorias

ANTIINFLAMATORIOS. Los diabéticos pueden consumir aspirina, acetaminofeno, o ibuprofeno. Utilícelos rápido y con frecuencia para controlar los síntomas. La fiebre tiende a elevar el azúcar en la sangre, y estos medicamentos económicos y de venta libre le ayudarán a mantener la fiebre bajo control.

ANTIHISTAMÍNICOS. Ayudan a reducir la congestión y los estornudos. Asegúrese de tomarlos en píldoras o cápsulas, pues la mayoría de los productos líquidos y en jarabe tienen un alto contenido de azúcar.

DESCONGESTIONANTES. Aunque ofrecen alivio para los síntomas del resfriado, también se sabe que aumentan los niveles de azúcar en la sangre en personas con diabetes. Mida el impacto examinando sus niveles de azúcar en la sangre antes y después de consumir descongestionantes. Si su nivel de azúcar en la sangre permanece bajo control, puede utilizarlos en pequeñas dosis. Si el azúcar en la sangre aumenta, evítelos por completo.

VACUNAS. La vacuna anual contra la gripe es fundamental. La vacuna contra la neumonía debería administrarse cada diez años para un cubrimiento total.

ANTIVIRALES. El Tamiflu y el Relenza se recetan menudo a personas diabéticas con gripe. Como necesitan tomarse en las primeras 48 horas de la infección, los médicos recomiendan que usted mantenga uno de estos medicamentos en su botiquín para utilizar tan pronto aparezcan los primeros síntomas de la gripe.

ALIVIO DE LA TOS. Procure evitar las pastillas tradicionales para la tos, los jarabes y los medicamentos líquidos contra el resfriado, ya que suelen presentar un alto contenido azúcar. Utilice cápsulas o píldoras o jarabes sin azúcar. Si el médico le receta un jarabe para la tos con codeína, los diabéticos deben pedirle al farmaceuta una fórmula sin azúcar.

SUPLEMENTOS. Adquiera pastillas de zinc sin azúcar, hisopos nasales o spray. Los suplementos de vitamina C son importantes puesto que el jugo de naranja es rico en azúcar y no se recomienda en un programa alimenticio para diabéticos.

ANTIBIÓTICOS. El umbral para su uso es menor, pues los diabéticos son más susceptibles a las infecciones bacterianas. Si los síntomas del resfriado no mejoran en tres días, o si la tos parece empeorar, es probable que necesite antibióticos. Evite el Tequin, un antibiótico del grupo de las quinolonas que aumenta los niveles de azúcar en la sangre en personas diabéticas.

NUTRICIÓN. Observe el contenido de azúcar de los alimentos que consuma durante una enfermedad respiratoria. Evite los jugos de fruta y opte por helados, pudines y gelatina sin azúcar agregada. Utilice un edulcorante sin calorías para el té caliente con limón. Cuando tenemos fiebre y dolor, tendemos a consumir carbohidratos fácilmente digeribles como tostadas, ponqués y galletas. Las personas con diabetes siempre deben consumir estos alimentos en pequeñas cantidades. Además, la carga de carbohidratos durante una enfermedad respiratoria probablemente lo haga sentir peor.

EMBARAZO

Cuando una gripe o resfriado ataca durante el embarazo, surgen dos preguntas: ¿Cómo afectará la infección a la madre, y qué impacto tiene en el bebé? Por supuesto que el objetivo primordial es asegurarse que la salud y el bienestar de los dos estén garantizados. Aunque necesitamos tratar la infección respiratoria, también debemos asegurarnos que los medicamentos no le causen problemas al feto que se está desarrollando.

El primer paso es prevenir tantas infecciones como sea posible.

Lavarse las manos con frecuencia reduce la transmisión de resfriados y estreptococia. Durante la temporada de la gripe, les recomiendo a las mujeres embarazadas que eviten las multitudes. Sin embargo, si no es el primer embarazo, es probable que sus propios hijos traigan el virus a casa y que sea necesario tratarlos para proteger la salud suya y la de su bebé.

Aunque la mayoría de las infecciones son incómodas, no suponen un riesgo para la salud si la mamá es saludable. No obstante, la influenza puede tener efectos serios tanto en la madre como en su hijo. La influenza durante el embarazo puede producir complicaciones como aborto espontáneo o muerte en el niño. Se sabe que los bebés cuyas madres han contraído gripe durante el embarazo tienen un mayor riesgo de desarrollar esquizofrenia posteriormente. Los riesgos de la gripe durante el embarazo son tan importantes que tanto los Centros para el Control y Prevención de Enfermedad (CDC) como el Comité de Consejería para Prácticas de Inmunización (ACIP) recomiendan recibir la vacuna contra la influenza durante el embarazo.

El embarazo puede aumentar la sensación de incomodidad del resfriado más simple. Debido al aumento de los niveles de fluidos durante este, muchas mujeres se sienten congestionadas todo el tiempo. Cuando un resfriado ataca, la inflamación en las vías respiratorias puede hacerle sentir como si estuviera tratando de respirar bajo el agua.

Aspectos del Tratamiento del Embarazo y las Infecciones Respiratorias

ANTIINFLAMATORIOS. El acetaminofeno (Tylenol) es probablemente el recurso más importante para ofrecer alivio a infecciones respiratorias durante el embarazo. Sin embargo, es importante no exceder la dosis recomendada para evitar posibles problemas hepáticos. La aspirina ha demostrado causar de defectos congénitos de nacimiento y debe evitarse. El ibuprofeno se ha relacionado con hipertensión pulmonar, un serio desorden en el bebé, y muchos médicos sugieren que las mujeres embarazadas no lo utilicen.

ANTIHISTAMÍNICOS. Estos no son recomendados durante el embarazo. Algunos estudios indican un elevado aumento en el riesgo de defectos de nacimiento debido al uso de varios, ampliamente usados antihistamínicos. Estas investigaciones han concluido que no es recomendable el uso de este tipo de medicamento durante el embarazo.

DESCONGESTIONANTES. La presión sanguínea puede aumentar durante el embarazo. Como los descongestionantes pueden producir ese mismo efecto, los médicos tienden a no recomendar su uso durante esta etapa.

VACUNAS. La inyección contra la gripe es importante para las mujeres encinta. Debido a que la influenza puede aumentar el riesgo de aborto espontáneo en una madre y de mortandad en el bebé, todas las organizaciones importantes en el campo de la salud recomiendan una inyección contra la influenza durante el otoño e invierno sin importar su relación de tiempo con respecto al embarazo.

ANTIVIRALES. A pesar de los peligros de la gripe en la madre y en el bebé, estos medicamentos no pueden utilizarse durante el embarazo. Algunos informes señalan un

ligero incremento en el riesgo de defectos de nacimiento
debido a su uso, y los médicos creen que los riesgos del tratamiento superan a los beneficios del medicamento.

ALIVIO DE LA TOS. Evite todas las soluciones líquidas para
la tos porque contienen 20 por ciento de etanol (alcohol),
que se sabe causa defectos de nacimiento. Nunca utilice
productos para la tos a base de codeína, pues este narcótico puede causar depresión en el sistema nervioso central
del bebé. Intente controlar la tos con pastillas a base de
azúcar o miel. Si se requiere un mayor control de la tos, bus-
que píldoras o pastillas que contengan dextrometorfano si
tiene mocos, o guaifenesina si la tos es seca y fuerte.

SUPLEMENTOS. A excepción de una multivitamina diaria
durante el embarazo, tomar suplementos no es una buena
idea durante esta etapa. Las altas dosis de varias vitaminas, entre ellas la A y D, han demostrado causar defectos de
nacimiento. Los niños cuyas madres hayan consumido
grandes cantidades de suplementos de vitamina C desarrollaron escorbuto poco después de su nacimiento. Evite
todas las hierbas, entre ellas la equinácea, cuya efectividad
no se ha demostrado.

ANTIBIÓTICOS. Se han identificado defectos de nacimiento causados por algunos antibióticos generalmente
seguros y bien tolerados. Se ha demostrado que la tetraciclina causa decoloración dental e inhibición de crecimiento
óseo si se utiliza durante los últimos seis meses del embarazo. Las quinolonas deben evitarse, pues están asociadas
con el desarrollo de problemas de articulaciones en niños
cuyas madres tomaron estos medicamentos durante el embarazo. Si se requiere de un antibiótico para combatir una
infección bacteriana, la penicilina, la eritromicina y la clin-
damicina se consideran generalmente seguros y efectivos
tanto para la madre como para el bebé.

NUTRICIÓN. Durante el embarazo, la dieta necesita alimentar a la madre y al hijo. Aunque usted puede tener pérdida de apetito si tiene enfermedad respiratoria, procure consumir la cantidad adecuada de calorías y nutrientes y recuerde que necesita tomar líquidos, pues necesitará una mayor cantidad durante el embarazo, y aún más si tiene fiebre. Evite la sal y consuma sopa de pollo baja en sodio para el alivio del resfriado y de la gripe.

HIDROTERAPIA. Como los antihistamínicos, descongestionantes y antivirales no pueden consumirse durante el embarazo, el agua en diferentes formas cobra una importancia considerable para aplacar las molestias. Beba dos o tres tazas de té caliente y descafeinado, así como tres o cuatro vasos de agua fría con una rodaja de limón para una hidratación adecuada. Utilice un enjuague nasal salino para aliviar la congestión y gárgaras salinas para aplacar el dolor en la garganta. Un baño con agua caliente en la mañana le ayudará a respirar con mayor facilidad durante el día.

ENFERMEDAD PULMONAR OBSTRUCTIVA CRÓNICA (EPOC)

El EPOC es un término utilizado para definir a un grupo de enfermedades relacionadas entre sí como la bronquitis y el enfisema. Aunque es la cuarta causa de mortandad en los Estados Unidos, solo la mitad de los 26 millones de estadounidenses que se calcula están afectados, saben que su dificultad respiratoria y tos persistente son señales de una enfermedad grave.

El EPOC es el resultado de una irritación prolongada en las vías respiratorias como las producidas por el humo del cigarrillo o contaminación laboral. La irritación constante provoca un exceso de producción de mucosa que bloquea con el tiempo las vías respiratorias. El recubrimiento de estas se hace más grueso y se inflama, dificultando la respiración. Cuando hay enfisema, la inflamación destruye los alvéolos, esas pequeñas estructuras con forma de uva en donde el oxígeno es intercambiado por dióxido de carbono, y que es la base misma de la respiración. No es de sorprender entonces que el principal síntoma del EPOC sea una falta crónica de aire.

Cuando se padece esta condición, las vías respiratorias suelen estar llenas de un exceso de moco que puede desencadenar una tos constante. La acumulación de moco es un lugar ideal para el crecimiento de bacterias. Cuando el virus del resfriado o la gripe infecta las vías respiratorias en una persona con EPOC, la inflamación adicional puede conducir rápidamente a bronquitis con neumonía. Adicionalmente, las personas con EPOC pueden desarrollar lo que se conoce como exacerbación aguda, cuyos síntomas incluyen fiebre, mayor dificultad para respirar, y una tos cada vez más seria y cargada de flema. Esta delicada enfermedad es la principal causa de hospitalización en personas con EPOC, y muchos pacientes tienen que ser ingresados a la unidad de cuidados intensivos en donde se les monitorean cuidadosamente sus signos vitales. El índice de mortalidad del EPOC en una unidad de cuidados intensivos es casi el 50 por ciento, incluso con los mejores recursos disponibles. Los pacientes que se recuperan presentan generalmente una disminución permanente en la función pulmonar. Sentirán una mayor dificultad respiratoria y necesitarán más medicamentos y/u otros adicionales y no es extraño que tengan que utilizar oxígeno 24 horas al día después de una exacerbación problemática.

Para prevenir problemas antes que aparezcan, mis pacientes con EPOC saben que yo necesito que me informen a la primera señal de fiebre o congestión en la nariz. Mientras más rápido podamos comenzar a controlar la infección respiratoria, mejores serán los resultados.

Aspectos del Tratamiento del EPOC
y de Infecciones Respiratorias

ANTIINFLAMATORIOS. Recomiendo utilizar acetaminofeno (Tylenol) o ibuprofeno (Motrin) antes que aspirinas.
Muchas personas con EPOC también tienen asma, y alrededor del 10 por ciento de las personas con asma son alérgicas a la aspirina.

ANTIHISTAMÍNICOS. Tanto los antihistamínicos tradicionales sedantes como los recientes que no tienen este efecto
pueden ser utilizados de manera segura y efectiva.

DESCONGESTIONANTES. Algunos de los medicamentos
recetados para el EPOC tienden a aumentar el ritmo cardíaco. Adicionalmente, la mayoría de las personas con
EPOC están en una edad en la que es común la presión
sanguínea alta. Los descongestionantes deben ser utilizados con precaución por personas con EPOC, pues también
pueden aumentar la presión sanguínea.

VACUNAS. Todas las personas con EPOC ocupan el primer lugar de la lista para la vacuna anual contra la gripe. La
vacuna contra la neumonía es igualmente importante y debería repetirse cada diez años.

ANTIVIRALES. Si es víctima de la influenza, el Tamiflu es
una excelente opción antiviral si se toma en las 48 horas
iniciales después de la aparición de los síntomas.

SUPLEMENTOS. Diversos estudios han demostrado que
personas que lleven dietas ricas en antioxidantes tienen
un menor riesgo de desarrollar EPOC, incluso quienes
fumaban. Desafortunadamente, los suplementos de antioxidantes como vitamina A, betacaroteno y vitamina E no
ofrecen los mismos beneficios de protección pulmonar.

Los pacientes con EPOC pueden tomar zinc y hasta 500 miligramos diarios de vitamina C para reducir los síntomas del resfriado.

ANTIBIÓTICOS. Aunque estos medicamentos no tienen beneficio contra los resfriados habituales y las gripes virales, el límite para recetar antibióticos es mucho menor cuando se presenta EPOC. Debido a que pueden presentarse infecciones bacterianas secundarias de manera muy rápida, les expido a mis pacientes con EPOC una fórmula de antibióticos para que tengan en caso que se desarrolle una infección respiratoria. Ellos saben que deben llamarme antes de tomar cualquier medicamento, pero tanto ellos como yo nos sentimos seguros cuando sabemos que tienen antibióticos para prevenir una exacerbación aguda.

HIPERTENSIÓN

La presión sanguínea alta o hipertensión es un desorden común en el que la presión de las arterias es demasiado alta. Este aumento en la presión hace que el corazón se esfuerce más para bombear la sangre a través de todo el cuerpo. La hipertensión afecta a 50 millones de estadounidenses, y más de la mitad de los hombres mayores de 65 años sufren de hipertensión. La presión sanguínea alta no suele ofrecer síntomas, pero sus consecuencias son bien claras. La hipertensión es responsable por una buena parte de infartos, paros cardíacos, insuficiencia renal y enfermedad cardiaca congestiva.

Los médicos han descubierto que el origen de la hipertensión se encuentra en las dietas con un alto contenido de sodio, obesidad, exceso de alcohol, tabaquismo, sedentarismo y estrés. Esta anomalía puede controlarse con una dieta rica en fibras y baja en sodio, ejercicio, y medicamentos.

Tanto las infecciones del tracto respiratorio alto y bajo producen fiebres, y este incremento en la temperatura corporal puede aumentar la presión sanguínea. Por consiguiente, el control de la fiebre es particularmente importante si usted tiene hipertensión. Aunque la presión sanguínea alta no aumenta la susceptibilidad a la infección *per se*, la hipertensión suele estar acompañada por el aumento de la edad y por problemas de salud relacionados que disminuyen la inmunidad. El tratamiento de gripe y resfriados necesita modificarse para evitar un aumento en la presión sanguínea.

Aspectos del Tratamiento de la Hipertensión e Infecciones Respiratorias

ANTIINFLAMATORIOS. Estos medicamentos son particularmente importantes si usted tiene hipertensión, ya que la fiebre tiende a aumentar la presión sanguínea. Utilice acetaminofeno, ibuprofeno, y aspirina regularmente según las indicaciones del medicamento.

ANTIHISTAMÍNICOS. Puede utilizar todas las modalidades sin ningún problema si tiene menos de 65 años y sufre de hipertensión. Los antihistamínicos sedantes más antiguos pueden producir confusión y pérdida de equilibrio en los ancianos. Para el alivio de los síntomas, los nuevos antihistamínicos que no causan somnolencia, como el Claritin o Allegra, pueden aliviar el estornudo y el exceso de mocos sin ningún problema.

VACUNAS. La hipertensión no es la responsable que usted figure en la categoría de alto riesgo para la vacuna contra la gripe, pero debería hacerlo. Incluso si usted es una persona joven sin otros problemas de salud, lo último que usted desea es padecer fiebre alta y una fuerte gripe durante una semana. Vacúnese anualmente contra la gripe. Si tiene más de 50 años, tómese dos minutos adicionales en su chequeo médico anual para ver si está al día en su vacuna contra la neumonía.

ANTIVIRALES. Los medicamentos antivirales pueden utilizarse con seguridad, pero no son muy efectivos cuando hay asma o EPOC.

ALIVIO DE LA TOS. Asegúrese de evitar productos para la tos que contengan descongestionantes, ya que pueden aumentar la presión sanguínea. Comience con pastillas a base de azúcar, y luego continúe con jarabes que contengan dextrometorfano o guaifenesina para la tos seca. Lea cuidadosamente la etiqueta para evitar ingredientes innecesarios.

SUPLEMENTOS. La vitamina C y el zinc pueden utilizarse segura y eficazmente cuando hay presión sanguínea alta.

ANTIBIÓTICOS. La hipertensión puede reducir el límite de la necesidad de antibióticos para tratar infecciones bacterianas que puedan complicarse con gripe y resfriados.

NUTRICIÓN. Asegúrese de tomar sopa de pollo baja en sodio. Las sopas enlatadas pueden tener más de 1000 mg de sodio por taza, es decir, casi la mitad del consumo diario recomendado para el control de la hipertensión. Si usted hace la sopa, no le agregue sal.

HIDROTERAPIA. Si hace gárgaras con una solución salina, enjuague por completo con agua fría y expulse toda el agua. Utilice un sauna portátil en vez de confiar en que una ducha con agua caliente le ayudará a disolver los mocos viejos y secos de las vías respiratorias. Llene una fuente con agua bien caliente, agregue algunas gotas de aceite de eucalipto y coloque sobre una mesa firme. Siéntese, cúbrase la cabeza con una toalla y respire profundo durante cinco minutos.

ANCIANOS

A medida que transcurren las décadas, el cuerpo sufre cambios que aumentan la vulnerabilidad a infecciones respiratorias. La respuesta inmunológica se reduce y el cuerpo tiene una mayor dificultad para combatir infecciones. Las vías respiratorias superiores se secan, aumentando la posibilidad de ser atacadas por virus y bacterias. La enfermedad de las encías incrementa la probabilidad de una súper infección bacteriana debido a un simple resfriado viral, mientras que los pólipos nasales producen una mayor obstrucción. El daño residual de infecciones anteriores y de exposiciones ambientales como el humo del cigarrillo aumenta la oportunidad que un simple resfriado se desarrolle en bronquitis y neumonía. Los cambios sociales también contribuyen al aumento de infecciones. Ser abuelo es una de las recompensas que ofrece la vida por haber sido padre, pero sus nietos los expondrán a una gran cantidad de nuevos virus.

Las infecciones respiratorias pueden tardar más tiempo en desaparecer en personas ancianas. Mientras que un resfriado normal debe durar de 5 a 7 días, las personas mayores de 65 años pueden tardar semanas en sentirse bien de nuevo. Una sola infección severa puede producir una disminución permanente en la función pulmonar, así que es importante evitar las infecciones habituales.

Los ancianos son más dados a desarrollar sinusitis, especialmente la causada por hongos. Cada año, 23,000 estadounidenses mueren de neumonía, y el 90 por ciento de estas muertes ocurren en personas ancianas. La mayor susceptibilidad a contraer una infección, así como a desarrollar complicaciones, aumentan la necesidad de hacer cambios importantes en el tratamiento de gripe y resfriados.

Aspectos del Tratamiento para Ancianos e Infecciones Respiratorias

ANTIINFLAMATORIOS. El acetaminofeno, ibuprofeno o aspirina pueden ser utilizados segura y efectivamente para aliviar la fiebre y los dolores corporales en ancianos. Tenga cuidado en no exceder la dosis recomendada, pues los ancianos tienden a metabolizar los medicamentos con mayor lentitud. Un metabolismo más lento significa que los medicamentos tardarán más tiempo en desaparecer de la sangre. Utilice la dosis recomendada más baja para evitar efectos colaterales.

ANTIHISTAMÍNICOS. Los antihistamínicos tradicionales sedantes son algunos de los medicamentos más efectivos para el alivio del resfriado, pero no se recomiendan para ancianos, pues han mostrado causar confusión, desorientación y mareos que pueden producir caídas. Para aliviar la tos, estornudos, nariz con mocos o infección respiratoria, utilice un antihistamínico de segunda generación como Claritin o Allegra.

DESCONGESTIONANTES. La reincidencia de la presión alta aumenta a medida que envejecemos, y las dos modalidades principales de descongestionantes (fenilefrinas y seudoefedrinas) han demostrado aumentar la presión sanguínea. No todos los ancianos tienen hipertensión, y los descongestionantes no deberían causar problemas si usted no padece esta condición. Si su presión sanguínea tiende a ser más alta de lo normal, utilice descongestionantes nasales en spray que contengan bromuro de ipratropio, un anticolinérgico. Estos productos pueden contraer los vasos sanguíneos de la nariz sin el riesgo de aumentar la presión sanguínea en el resto de cuerpo.

Todas las modalidades de descongestionantes pueden

incrementar síntomas de enfermedad en la próstata en hombres mayores de 65 años.

VACUNAS. Si usted tiene más de 65 años estará en el primer lugar de la lista para recibir la vacuna anual contra la gripe. Desgraciadamente, esta inmunización solo tiene una efectividad del 40 por ciento en ancianos. En otras palabras, solo cuatro de cada diez personas mayores de 65 años tendrán una protección completa contra la gripe. Para mejorar sus probabilidades, varios estudios han mostrado que es más efectivo inmunizar a las personas cercanas a usted, como por ejemplo, sus amigos, compañeros de trabajo, y familiares. Es especialmente importante que sus hijos (y particularmente sus nietos) se vacunen contra la gripe, ya que pueden ser los principales transmisores en la rápida propagación del virus.

La mayoría de las muertes por causa de neumonía ocurren en ancianos, así que la inmunización contra esta enfermedad es igualmente importante y recomendada para todas las personas mayores de 65 años.

ANTIVIRALES. Si la influenza se desarrolla, los antivirales como el Tamiflu suelen tener un efecto positivo en los ancianos. Si usted tiene factores de riesgo adicionales, enfermedad pulmonar o cardiaca, consulte con su médico para ver si le recomienda tener en casa medicamentos para un tratamiento de cinco días por si aparecen síntomas de la gripe.

CONTROL DE LA TOS. Si usted no tiene diabetes, comience tomando pastillas a base de azúcar para recubrir y aliviar la irritación de garganta. Si necesita ayuda adicional, utilice una medicina para la tos sin antihistamínicos ni descongestionantes adicionales. Los jarabes para la tos a base de codeína deberían reservarse para tos severa causada por neumonía o exacerbaciones agudas de EPOC, ya que esta sustancia puede producir mareos y pérdida de equilibrio en ancianos. Me imagino que no querrá cambiar una tos por una cadera fracturada.

SUPLEMENTOS. Los ancianos pueden consumir vitamina C y zinc de manera segura y efectiva. No consuma suplementos de vitamina E ni betacaroteno, pues pueden aumentar el riesgo de cáncer pulmonar y enfermedad coronaria.

NUTRICIÓN. En términos generales, los ancianos pueden seguir los mismos consejos nutricionales para adultos, pero deben tener en cuenta los problemas de la salud relacionados con la edad. Deben estar atentos al nivel de sodio en la sopa de pollo si su presión sanguínea tiende a ser alta. Si tiene problemas de diabetes, no le agregue miel al té. Los ancianos tienden a ser más sensibles a la cafeína. Aunque el té tiene menos de la tercera parte de cafeína que el café, incluso ese nivel podría causar insomnio en personas mayores de 65 años. Beba té descafeinado después de la una de la tarde para evitar problemas. Si siente nervios o no puede dormir, tome siempre té descafeinado.

HIDROTERAPIA. Debido a las restricciones de antihistamínicos y descongestionantes, el agua en diferentes formas es particularmente importante para los ancianos. Alivie la congestión nasal con un enjuague salino, y elimine los mocos cargados de virus en la garganta con gárgaras salinas. Tome tres o cuatro tazas de té caliente con limón, así como varios vasos de agua fría durante el día. Utilice un tapete de caucho para ducharse o meterse a la bañera a fin de evitar resbalones o caídas, y no se bañe ni se duche cuando esté solo.

CAPÍTULO 12

RESPUESTAS A PREGUNTAS FRECUENTES

CAUSAS DE INFECCIONES RESPIRATORIAS

1. ¿Por qué los antihistamínicos causan problemas cuando hay resfriados y otras infecciones respiratorias?

La histamina es un químico natural del cuerpo que produce dilatación en los vasos sanguíneos y un aumento en la producción de mucosa en las vías respiratorias. Es bien sabido que los antihistamínicos producen alergias, pero los virus también pueden producir su liberación. Estos eventos producen una sensación de congestión y el desarrollo de la tos.

2. Si las aves son portadoras del virus de la gripe aviar, ¿mi loro podría trasmitirme el virus?

Varias aves como los pollos, patos y gansos han demostrado ser portadores del virus de la gripe aviar. En teoría, los loros pueden ser fuente del virus, pero no se ha detectado en esa especie. Si usted tiene a su loro desde hace varios años y su mascota no ha estado en contacto con otras aves silvestres que puedan estar infectadas con el virus, es altamente improbable que le pudiera trasmitir la gripe aviar.

3. ¿Las llagas son causadas por los resfriados?

Las llagas de los resfriados son causadas por el virus herpes simplex, y no por los más de 200 virus que producen resfriados. Las personas infectadas con herpes simplex tienden a tener llagas cuando su sistema inmunológico está bajo, como por ejemplo, durante una enfermedad o cuando está tensionado. No es raro que la infección del herpes produzca una llaga en la boca durante o después de una gripe o resfriado fuerte, de allí la asociación y el nombre.

4. ¿Puedo contraer un resfriado de nuevo? Cuando creo estar recuperándome, mi hijo se resfría, y entonces me resfrío y me da fiebre de nuevo.

Hay dos posibilidades: la primera es que su resfriado pueda estar desarrollándose en una sinusitis o bronquitis. Estos síntomas se desarrollan justo cuando los síntomas del resfriado original deberían desaparecer. Por otra parte, su hijo podría contraer un nuevo resfriado de otra fuente, contra el cual usted no es inmune. Los niños pueden contraer entre seis y ocho resfriados al año, las cuales duran de diez a catorce días. Es difícil saber cuándo termina un resfriado y cuándo comienza otro.

PREVENCIÓN DE INFECCIONES RESPIRATORIAS

5. Hace un año me vacuné contra la gripe, y sin embargo me dio ¿por qué?

En términos generales, la vacuna contra la gripe es efectiva en un 70 a 80 por ciento; es decir, que ofrece una protección total entre el 70 y 80 por ciento de los casos. Nuestra respuesta a la vacuna disminuye a medida que envejecemos. Después de los setenta años, la vacuna contra la gripe puede tener un porcentaje de efectividad de solo el 40 por ciento. En algunas ocasiones, las personas no reciben la vacuna contra la gripe con la debida antelación como para desarrollar inmunidad antes que estén expuestas al virus.

6. ¿Debería permanecer en casa y no ir al trabajo si tengo un resfriado?

Usted debería permanecer en casa si tiene fiebre. Al comienzo de la gripe, si está estornudando, tiene congestión o tos frecuente, debería quedarse en casa para no trasmitirle la enfermedad a sus compañeros de trabajo. Después de dos o tres días usted trasmitirá el virus en menor medida y tiene menos posibilidades de infectar a otras personas.

7. Mi hijo de dos años parece tener seis resfriados al año. ¿Es normal?

A los niños les dan entre seis y ocho resfriados al año, así que no se preocupe.

8. ¿Cuándo se vuelve contagioso un resfriado?

En los niños, los resfriados son contagiosos de uno a dos días antes que aparezcan los síntomas. En los adultos, los resfriados se transmiten cuando se desarrollan síntomas de estornudo y tos. Sin embargo, cuando se trata de gripe, tanto los niños como los adultos pueden trasmitir el virus hasta dos días antes de desarrollar síntomas.

9. ¿Debería utilizar una máscara en la temporada de gripe y resfriados?

Cuando hay un estallido de una enfermedad infecciosa severa para la que no hay vacuna ni cura (por ejemplo, SARS), las máscaras son un recurso de salud pública para controlar la transmisión de la enfermedad. Llevar máscara durante una temporada habitual de gripe y resfriados sería un poco exagerado. No obstante, si usted tiene asma o EPOC, el aire frío puede causar tos y dificultad respiratoria. Generalmente recomiendo cubrirse la boca y nariz con una bufanda para calentar el aire frío y seco.

10. ¿Con qué frecuencia debería lavarme las manos para reducir el riesgo de contraer un resfriado?

Lávese las manos si está expuesto a alguien con infección respiratoria, después de ir al baño, antes de comer y antes de acostarse. El número depende de cuántas veces realice estas labores a día.

11. ¿Los limpiadores de manos instantáneos ayudan a reducir los resfriados?

Los limpiadores a base de alcohol, como aquellos de la marca Nexcare™, son prácticos y fáciles de utilizar. Han demostrado disminuir niveles de virus y bacterianos en las manos. Yo los recomiendo después de utilizar teléfonos y sistemas de transporte públicos como buses y trenes. Si es evidente que un compañero de trabajo tiene una infección respiratoria, el limpiador de manos puede reducir el riesgo que le transmitan la gripe o el resfriado.

12. ¿Los antisépticos en spray son útiles en la casa y oficina?

Los desinfectantes en spray utilizados para limpiar las superficies de baños, teléfonos han demostrado matar los virus y las bacterias. No pueden utilizarse en el aire, pero limpiar superficies que se utiliza con frecuencia disminuye el riesgo de contraer infecciones.

13. ¿Cuándo dejo de contagiar infecciones respiratorias?

Un adulto puede trasmitir un resfriado hasta durante seis días. Usted trasmitirá la gripe hasta dos días antes de desarrollar síntomas.

DIAGNÓSTICO DE INFECCIONES RESPIRATORIAS

14. ¿Cómo hago para saber si tengo estreptococia?

Los síntomas de la estreptococia generalmente son más intensos que los causados por un virus. Esta dolencia suele estar acompañada de fiebre y dolores en el cuerpo, pero no se presenta tos ni estornudos. Usted tendrá que hacerse un cultivo de garganta y un TRA para confirmar el diagnóstico.

15. ¿Cómo hago para saber si es un resfriado o una alergia?

El resfriado aparece lentamente en seis a ocho horas. Suele comenzar con una picazón en la garganta. Usted comenzará a estornudar, sentirá frío, catarro y dolor. Las alergias se presentan súbitamente con estornudo y congestión. En términos generales, no se presenta dolor en el cuerpo, fiebre ni dolores de cabeza. Las aler-gias suelen desaparecer al cabo de pocas horas, pero los resfriados duran de cinco a siete días en adultos.

16. ¿Necesito una radiografía en el tórax si tengo tos o resfriado?

Normalmente, los tres signos principales que necesita una ra-diografía son el dolor en el pecho, dificultad para respirar y una tos severa acompañada por moco oscuro, espeso y de color amarillo verdoso. Si usted tiene problemas pulmonares o cardíacos como asma o insuficiencia cardiaca congestiva, necesitará una radiogra-fía si la infección respiratoria se prolonga más de cinco vías, aun-que no presente estos tres síntomas.

17. ¿La flema verde es señal de que tengo bronquitis?

La flema verde suele ser señal que se ha desarrollado una in-fección bacteriana en las vías respiratorias. Por supuesto que es ra-zón para llamar a su médico, pero si no hay fiebre, dolor en el pecho o dificultad para respirar, probablemente no se trate de algo peligroso. La flema verde también puede presentarse en casos de asma donde no hay ninguna infección.

18. He leído que los resfriados duran de cinco a siete días, pero a veces me dan mini resfriados que me duran menos de un día. ¿Esto es anormal?

Los resfriados que duran tan poco tiempo probablemente son reacciones alérgicas a corto plazo. Los verdaderos resfriados causa-dos por la invasión viral necesitan tiempo para reproducirse y desarrollan fiebre, tos y dolor en el cuerpo. Los antihistamínicos como el Claritin o el Benadryl son eficaces en el control de episo-dios alérgicos.

ASPECTOS Y OPCIONES
DE TRATAMIENTO

19. ¿La vitamina C previene los resfriados?

No. Los exámenes clínicos más recientes y cuidadosos no han demostrado que la vitamina C prevenga los resfriados. Sin embargo, los mismos estudios indican que esta vitamina podría reducir la duración de los síntomas y molestias.

20. Se me acabó el medicamento contra el resfriado para niños. ¿Podría darle una dosis menor de un spray para adultos a mi niño de dos años?

No; sería peligroso. Las dosis de los medicamentos para niños están basadas en su peso corporal. Además, los medicamentos para adultos generalmente contienen ingredientes como alcohol y aspirina, que no deben ser utilizados en los medicamentos para niños.

21. ¿Con qué frecuencia me debo tomar la temperatura corporal?

Hágalo siempre que vaya a llamar a su médico, pues es la primera pregunta que le hará. Si padece alguna enfermedad, tómese la temperatura en la mañana y a comienzos de la noche en caso de fiebre. Así podrá saber cómo está respondiendo al medicamento o a otros tratamientos.

22. Si la fiebre es una defensa natural contra la infección, ¿por qué es deseable que baje?

Aunque la fiebre es una parte de nuestro sistema defensivo, no sirve para controlar las infecciones. De hecho, la fiebre deshi-

drata, eleva la presión sanguínea y produce impacto en el corazón y riñones. Si controla la fiebre, usted se recuperará con mayor rapidez.

23. ¿Puedo utilizar un enjuague con sal para el dolor de garganta si tengo presión alta?

Las gárgaras de sal no aumentan la presión sanguínea. Sin embargo, no debería ingerir altos niveles de sodio mientras hace esto. Asegúrese de lavarse la boca con agua fría después de arrojar el agua salada.

24. ¿Podré respirar mejor si utilizo ungüentos mentolados para el pecho?

Los ungüentos mentolados despiden vapores que estimulan la producción de mocos frescos y delegados, que ayudan al disolver los mocos viejos, secos y endurecidos de las vías respiratorias, lo que le permitirá expulsarlos con mayor facilidad si tose o se suena la nariz.

25. ¿Los medicamentos combinados son más efectivos que los ingredientes individuales?

Los productos combinados ofrecen tres ventajas. Es imposible tener una sobredosis si los consume siguiendo las instrucciones cuando está tratando los síntomas. Adicionalmente, los productos combinados suelen ser más baratos que los ingredientes individuales comprados por separado. Un solo producto también es más cómodo de llevar en el bolsillo o cartera. La desventaja es que los productos combinados pueden contener ingredientes que usted no necesita o no debería tomar. Por ejemplo, si usted tiene diabetes, tal vez debería evitar los descongestionantes, pues tienden a aumentar los niveles de azúcar.

26. ¿Puedo utilizar un descongestionante si tengo hipertensión?

Los descongestionantes mejoran la respiración al contraer los vasos sanguíneos inflamados de la nariz. Desgraciadamente, también pueden contraer los vasos sanguíneos de otras partes del cuerpo. La disminución del diámetro de los vasos sanguíneos hace que el corazón tenga que esforzarse más para bombear sangre por todo el cuerpo, y este esfuerzo puede ser peligroso.

Si tiene bien controlada la hipertensión con dieta, ejercicio y medicamentos, pregúntele a su médico si puede tomar descongestionantes.

27. ¿Mi hija ha tenido tres episodios de amigdalitis este año. ¿Se las debería sacar?

Probablemente sí. Anteriormente se extraían cuando los niños pequeños tenían infecciones respiratorias con frecuencia. Los médicos creían que se podrían evitar nuevos episodios de amigdalitis si se extraían estas glándulas. Actualmente, este procedimiento solo se aplica en situaciones en que las amígdalas han crecido tanto que producen dificultad para tragar o respirar.

28. ¿Puedo tomar antibióticos si estoy embarazada?

Todos los médicos aconsejan que las mujeres embarazadas eviten todos los medicamentos en cuanto sea posible. Si una mujer embarazada desarrolla una infección bacteriana como bronquitis severa o una estreptococia, el médico le recetará antibióticos que han demostrado ser seguros durante el embarazo, entre los cuales están la eritrocmicina y la penicilina. Sin embargo se debería evitar la tetraciclina, que causa deformidades dentales en el bebé, y las quinolonas, que causan problemas en las articulaciones del niño.

29. ¿Siempre que me da un resfriado o una infección en los senos paranasales, la nariz se me pone roja e irritada, ¿qué hago?

La humedad constante y el frotarse la nariz producen irritación y enrojecimiento en la nariz. Aplique un poco de vaselina en la parte exterior de las fosas nasales; ya que es una capa protectora y balsámica.

30. ¿El mentol o el eucalipto sirven para el dolor de garganta? ¿Detienen la reproducción viral?

El mentol no tiene ningún efecto en la reproducción viral, pero actúa adormeciendo temporalmente el tejido de la garganta y disminuyendo el dolor.

31. ¿Sé que los corticoesteroides reducen la inflamación. ¿Son efectivos para combatir la inflamación de la gripe?

Los corticoesteroides como la prednisona tienen un gran poder antiinflamatorio, pero no reducen los síntomas de los resfriados ni de la gripe. Sin embargo, se recetan para algunos tipos de infecciones severas como el SARS y las exacerbaciones agudas de EPOC, que pueden ser letales.

32. ¿Por qué los antihistamínicos me producen tanto sueño?

Los antihistamínicos pasan al cerebro y deprimen la acción en la parte cerebral responsable de mantenernos alertas.

INFECCIONES RESPIRATORIAS Y TRATAMIENTOS ALTERNATIVOS DE SALUD

33. Mi abuela china utiliza acupuntura para los resfriados. ¿Cómo funciona esto?

La acupuntura es una forma tradicional de la medicina china que se basa en "ajustar el balance de energías entre los órganos." Los profesionales de esta disciplina seleccionan conexiones y puntos en el cuerpo y estimulan estas áreas con agujas delgadas para controlar la enfermedad y aliviar síntomas. Las investigaciones han demostrado que la acupuntura aplicada en la parte inferior de la espalda ofrece alivio a los bronquios congestionados. Algunas personas reaccionan mejor que otras a la acupuntura. Actualmente, la acupuntura se utiliza en la China combinada con la medicina occidental.

34. ¿El ajo es bueno para los resfriados?

El ajo tiene un ligero poder antibacteriano, pero no es lo suficientemente fuerte para combatir infecciones como la estreptococia o la bronquitis bacteriana. El ajo es delicioso en las comidas, pero usted necesitará un medicamento más especializado en caso de resfriado.

35. Mi tía se enrollaba una bufanda caliente cuando sentía dolor en la garganta y parecía funcionarle. ¿Por qué?

El aire que pasa por la garganta es fresco y seco, lo que irrita las vías respiratorias. La bufanda calienta la garganta, lo que a su vez caliente el aire en su interior.

36. ¿Es cierto que los emplastes de mostaza sirven para eliminar la congestión en el pecho?

Los vapores del emplaste de mostaza estimulan la producción de moco en las vías respiratorias. Estos mocos frescos y delgados diluyen los mocos secos y endurecidos que se han acumulado en las vías respiratorias. En consecuencia, se pueden expulsar fácilmente al toser o sonarse la nariz.

37. ¿La miel es buena para la tos o dolor de garganta?

La miel es un "demulcente," y crea una capa en la garganta que alivia la irritación. Agregar una cucharadita de miel a una taza de té caliente hará que el alivio sea mayor.

INFECCIONES RESPIRATORIAS Y NUTRICIÓN

38. ¿Se debe comer mucho durante un resfriado y muy poco durante una fiebre?

Necesitamos nutrientes y líquidos para combatir cualquier enfermedad. Una fiebre produce deshidratación y aumenta la necesidad de líquidos. Si la gripe ha afectado el tracto gastrointestinal, el té caliente, la sopa de pollo y los helados suministrarán líquidos y calorías durante la fase aguda.

39. ¿Puedo beber alcohol si tengo gripe o resfriado?

El alcohol es un vasodilatador, es decir, que expande los vasos sanguíneos, lo que puede aumentar la sensación de congestión. Debería abstenerse de beber cerveza, vino y demás licores durante la duración de la enfermedad. Sin embargo, añadir una cucharadita de coñac o brandy a una taza de té caliente lo relajará y le ayudará a dormir bien.

40. ¿La leche aumenta la producción de moco?

Si usted tiene alergia a la leche, los productos lácteos podrían aumentar la congestión. Pero si usted consume este tipo de productos y no tiene problemas, la producción de mocos no aumentará durante una enfermedad respiratoria.

41. ¿Por qué pierdo el sentido del olfato y el gusto cuando tengo un resfriado?

Durante un resfriado, la capa de mocos en las vías respiratorias, la inflamación de la boca y de los pasajes nasales, bloquean y adormecen los nervios responsables del gusto y del olfato.

42. Soy vegetariana. ¿La sopa de vegetales es tan efectiva como la de pollo?

La sopa de vegetales tiene algunas propiedades antiinflamatorios, pero nunca como una sopa de pollo.

43. ¿El té verde es mejor para los resfriados que el normal?

El té verde tiene más antioxidantes que el té negro, pero en caso de infecciones respiratorias, este último tiene beneficios adicionales, ya que contiene teobromina, que ayuda a despejar las vías respiratorias. Esto alivia la congestión, la compresión en el pecho y hace que usted respire con mayor facilidad.

44. Tengo diabetes y no debo tomar jugo de naranja. ¿Puedo obtener vitamina C de otra forma?

Usted obtendrá vitamina C si consume toronjas, pimentones rojos y fresas. Consuma 250 a 500 mg de vitamina C al día para el resfriado. Recuerde que el consumo excesivo de suplementos de esta vitamina puede causar diarrea y reflujo ácido.

45. ¿Puedo fumar si tengo gripe o resfriado?

La pregunta sobra. Fumar nunca es saludable, y es especialmente perjudicial durante una infección respiratoria. El humo del cigarrillo paraliza los cilios, unos órganos pequeños semejantes a los pelos, localizados en las vías respiratorias, y que rechazan el moco y las bacterias. Fumar aumenta la severidad y duración de la enfermedad, y los fumadores presentan más síntomas y sus resfriados más prolongados. De hecho, una fuerte gripe o resfriado es una excelente oportunidad para dejar de fumar. Utilice un parche de nicotina para disminuir la ansiedad. Así, cuando hayan pasado la tos y la fiebre, usted podrá considerarse un ex fumador.

ASPECTOS RESPIRATORIOS Y ESTILO DE VIDA

46. ¿Me puedo lavar el cabello si tengo un resfriado?

Una ducha de agua caliente ayuda a disolver los mocos en las vías respiratorias superiores e inferiores, pero no le recomiendo que salga del baño con el cabello mojado. Aunque diferentes estudios clínicos han demostrado que los voluntarios expuestos al agua y al frío no contrajeron resfriados, el frío adicional puede causar una reacción física estresante que podría reprimir la respuesta inmunológica.

47. ¿Los humidificadores previenen los resfriados?

Los humidificadores no previenen los resfriados, pero pueden ser útiles cuando se ha desarrollado una infección respiratoria. El aire frío y seco puede aumentar la incomodidad y el riesgo de desarrollar sinusitis. Al añadir humedad al aire, los humidificadores reducen la sequedad y disminuyen las posibilidades de complicaciones, especialmente en niños.

48. ¿Puedo viajar en avión si tengo un resfriado?

Volar con una infección respiratoria no es la mejor idea. La presurización puede hacer que el moco se aloje en las cavidades del seno, y que las trompas de Eustaquio reciban líquidos, lo que propagaría la infección. Adicionalmente, el aire extremadamente seco que hay en los aviones aumenta la irritación de las vías respiratorias. Si tiene que viajar, utilice un descongestionante antes de abordar el avión y tome líquidos en abundancia durante el viaje, incluyendo té caliente.

49. ¿Puedo hacer ejercicio si tengo un resfriado?

Yo le recomendaría un "examen del cuello." Si sus síntomas se presentan arriba del cuello (como por ejemplo, estornudos, congestión o dolor de garganta), puede hacer ejercicio. Pero si los síntomas se presentan debajo del cuello (tos, dolor corporal y escalofríos), es mejor no ir al gimnasio.

50. ¿El estrés me hace más susceptible a contraer resfriados?

Varios estudios han demostrado que el estrés deprime el sistema inmunológico y que puede aumentar el riesgo de desarrollar infecciones. Desafortunadamente, es muy fácil decirle a otra persona que se relaje, y mucho más difícil controlar las relaciones familiares o laborales que están causando estrés. Durante el apogeo de la temporada de gripe y resfriados, intente relajarse sacando un tiempo para usted. Haga algo completamente personal todos los días; lea una revista un libro, vea su programa de televisión favorito, o hable con sus amigos para socializar un poco.

51. ¿Cuándo debo llamar al doctor?

En la mayoría de las infecciones respiratorias es muy probable que usted se sienta más enfermo de lo que está. La congestión dificulta la respiración, y las sustancias inflamatorias producen un aumento en la fiebre, dolores y fatiga. Pero es posible que usted no esté tan enfermo a pesar de sus molestias. No crea que su médico se va a preocupar si usted se queja de estos síntomas. Sin embargo, hay tres señales claras para llamar a su doctor:

- 102 °F o más de temperatura.
- Dolor en el pecho.
- Dificultad para respirar.

Estos síntomas indican que se ha desarrollado una infección seria en su sistema respiratorio y que se necesita una atención médica rápida.

Además de los síntomas dramáticos, es importante llamar a su médico si los síntomas del resfriado o gripe continúan después de siete vías en una persona adulta. Esto podría significar que se ha desarrollado sinusitis o bronquitis, y que se necesita un tratamiento médico.

52. ¿Por qué a los médicos no les dan resfriados?

A los médicos sí nos dan gripes y resfriados, aunque probablemente con menor frecuencia de lo que cabe esperar debido a nuestros altos índices de exposición. Sin embargo, no sabemos por qué. La exposición a un gran número de virus puede conducir a una mayor protección, así como el tomar mayores medidas de higiene. Es probable que una forma de auto selección conocida como el "efecto del trabajador saludable" también pueda tener un papel en esto. Según esta teoría, las personas que tienen el mismo trabajo durante un largo tiempo están mejor preparados a nivel físico e inmunológico para no enfermarse en ese ambiente. Este concepto se ha utilizado para explicar por qué a algunos trabajadores mayores en sitios donde hay mucho polvo, parecen tener menos problemas respiratorios que otros trabajadores más nuevos y jóvenes.

INFECCIONES RESPIRATORIAS Y EL ACTO DE FUMAR

53. ¿Puedo fumar marihuana si tengo un resfriado?

Algunas personas creen que el humo en la marihuana es menos perjudicial que el de cigarrillo. Sin embargo, la marihuana es más irritante a las vías respiratorias que el tabaco. Un estudio demostró que un solo cigarrillo de marihuana contiene una cantidad de alquitrán cuatro veces mayor que un cigarrillo con filtro.

54. ¿Mi esposo fuma mucho y se está recuperando de una neumonía. ¿Podría utilizar un parche de nicotina para dejar de fumar?

Los parches de nicotina lo harán sentir bien. Una enfermedad grave suele ser el momento adecuado en el que un individuo adquiere la motivación y el deseo de dejar el cigarrillo.

55. ¿Por qué el cigarrillo me sabe mejor cuando tengo un resfriado?

Durante una infección de las vías respiratorias superiores, usted pierde el sentido del olfato y el gusto, por lo que no siente el sabor tan fuerte y desagradable que tiene el tabaco.

56. ¿Los fumadores contraen más resfriados?

No necesariamente, pero sus infecciones son más prolongadas y tienen una mayor probabilidad de desarrollar sinusitis, bronquitis e incluso neumonía.

57. Si el mentol es un ingrediente de varios remedios para resfriados, ¿puedo fumar cigarrillos mentolados si tengo congestión?

El mentol es un descongestionante eficaz, pero es utilizado en los cigarrillos para contrarrestar la irritación y el olor del tabaco. Sería un mal uso de una sustancia eficaz.

ÍNDICE